JN084419

不整脈診療ガイド

この症例を
どうする？

編集

日本循環器学会・日本不整脈心電学会

ライフサイエンス出版

執筆者一覧

作成班

岩﨑　雄樹 （日本医科大学大学院医学研究科循環器内科学分野）

小野　克重 （大分大学医学部病態生理学講座）

草野　研吾 （国立循環器病研究センター心臓血管内科）

栗田　隆志 （近畿大学病院心臓血管センター）

清水　　渉 （日本医科大学大学院医学研究科循環器内科学分野）

髙橋　尚彦 （大分大学医学部循環器内科・臨床検査診断学講座）

夛田　　浩 （福井大学医学部病態制御医学講座循環器内科学）

野上　昭彦 （筑波大学医学医療系循環器不整脈学講座）

作成協力

相川　裕彦 （国立循環器病研究センター心臓血管内科）

有本　貴範 （山形大学医学部内科学第一講座）

五十嵐　都 （筑波大学医学医療系循環器内科）

江本　桜子 （国立循環器病研究センター心臓血管内科）

絈野　健一 （群馬県立心臓血管センター循環器内科）

加藤　太治 （国立循環器病研究センター心臓血管内科）

金城　貴士 （福島県立医科大学循環器内科学）

成瀬代士久 （浜松医科大学循環器内科）

長谷川奏恵 （福井大学医学部病態制御医学講座循環器内科学）

藤田　文香 （国立循環器病研究センター心臓血管内科）

丸一　栞里 （国立循環器病研究センター心臓血管内科）

村田　　有 （国立循環器病研究センター心臓血管内科）

山崎　　浩 （筑波大学医学医療系循環器内科）

（五十音順／所属は 2020 年 12 月現在）

作成班員の利益相反については「不整脈非薬物治療ガイドライン（2018 年改訂版）」，「2020 年改訂版不整脈薬物治療ガイドライン」，「2021年JCS/JHRSガイドラインフォーカスアップデート版不整脈非薬物治療」に記載した．

序　文

　日本循環器学会/日本不整脈心電学会による合同ガイドラインとして，2019年に「不整脈非薬物治療ガイドライン（2018年改訂版）」，2020年に「2020年改訂版不整脈薬物治療ガイドライン」が発行されております．さらに，2021年3月の「2021年JCS/JHRSガイドラインフォーカスアップデート版不整脈非薬物治療」公表にあわせて，本書「不整脈診療ガイド　この症例をどうする？」が刊行されることとなりました．

　日本循環器学会ガイドラインは目次のハイパーリンク化，文献PMID併記など，使いやすさが向上していますが，ガイドラインの特性から具体的な症例を提示することまでには至っておりません．本書では日常診療で遭遇するような症例の提示から始まり，ガイドラインに沿った治療・管理の考え方がコンパクトに記載されています．治療方針に迷った際の手引書になると同時に，ガイドラインを理解するための副読本としても最適かと思います．本書が質の高い不整脈診療の実践に役立つよう願っております．

筑波大学医学医療系循環器不整脈学講座

野上　昭彦

不整脈診療ガイド
この症例をどうする?

目 次

薬物治療

非薬物治療

各診断法・治療法の推奨度，エビデンスレベル

　各診断法・治療法の適応に関しては，日本循環器学会 / 日本不整脈心電学会のガイドラインの表を掲載した．推奨の程度は推奨クラスI，IIa，IIb，III，その根拠のレベルはエビデンスレベルA，B，Cに分類した（表1，2）．また，公益財団法人日本医療機能評価機構のEBM普及推進事業（Minds）が診療ガイドラインの作成方法として公開している「Minds診療ガイドライン作成の手引き2007」に準拠した推奨グレードとエビデンスレベルも記載している（表3，4）．

表1　推奨クラス分類

クラスI	手技，治療が有効，有用であるというエビデンスがあるか，あるいは見解が広く一致している
クラスII	手技，治療の有効性，有用性に関するエビデンスあるいは見解が一致していない
クラスIIa	エビデンス，見解から有効，有用である可能性が高い
クラスIIb	エビデンス，見解から有効性，有用性がそれほど確立されていない
クラスIII	手技，治療が有効でなく，ときに有害であるというエビデンスがあるか，あるいは見解が広く一致している

表2　エビデンスレベル

レベルA	複数のランダム化比較試験，またはメタ解析で実証されたデータ
レベルB	1つのランダム化比較試験，または非ランダム化研究（大規模コホート研究など）で実証されたデータ
レベルC	専門家の意見が一致しているもの，または標準的治療

表3　Minds推奨グレード

グレードA	強い科学的根拠があり，行うよう強く勧められる
グレードB	科学的根拠があり，行うよう勧められる
グレードC1	科学的根拠はないが，行うよう勧められる
グレードC2	科学的根拠がなく，行わないよう勧められる
グレードD	無効性あるいは害を示す科学的根拠があり，行わないよう勧められる

（福井次矢他編．Minds診療ガイドライン選定部会．Minds診療ガイドライン作成の手引き2007．2007．p.16より改変）

表4　Mindsエビデンス分類（治療に関する論文のエビデンスレベルの分類）

I	システマティック・レビュー／ランダム化比較試験のメタ解析
II	1つ以上のランダム化比較試験
III	非ランダム化比較試験
IVa	分析疫学的研究（コホート研究）
IVb	分析疫学的研究（症例対照研究，横断研究）
V	記述研究（症例報告やケースシリーズ）
VI	患者データに基づかない，専門委員会や専門家個人の意見

（福井次矢他編．Minds 診療ガイドライン選定部会．Minds 診療ガイドライン作成の手引き 2007．2007．p.15 より改変）

本書に引用した日本循環器学会，日本不整脈心電学会のガイドラインおよび適正使用指針

1. 日本循環器学会／日本不整脈心電学会．不整脈非薬物治療ガイドライン（2018年改訂版）．
   https://www.j-circ.or.jp/cms/wp-content/uploads/2018/07/JCS2018_kurita_nogami.pdf
2. 日本循環器学会／日本不整脈心電学会．2020年改訂版不整脈薬物治療ガイドライン．
   https://www.j-circ.or.jp/cms/wp-content/uploads/2020/01/JCS2020_Ono.pdf
3. 日本循環器学会．感染性心内膜炎の予防と治療に関するガイドライン（2017年改訂版）．
   https://www.j-circ.or.jp/cms/wp-content/uploads/2017/07/JCS2017_nakatani_h.pdf
4. 日本循環器学会／日本心不全学会．急性・慢性心不全診療ガイドライン（2017年改訂版）．
   https://www.j-circ.or.jp/cms/wp-content/uploads/2017/06/JCS2017_tsutsui_h.pdf
5. 日本循環器学会．失神の診断・治療ガイドライン（2012年改訂版）．
   https://www.j-circ.or.jp/cms/wp-content/uploads/2020/02/JCS2012_inoue_h.pdf
6. 日本循環器学会．遺伝性不整脈の診療に関するガイドライン（2017年改訂版）．
   https://www.j-circ.or.jp/cms/wp-content/uploads/2020/02/JCS2017_aonuma_h.pdf
7. 日本循環器学会．左心耳閉鎖システムに関する適正使用指針．
   http://www.j-circ.or.jp/WatchMan/wm_tekisei_shishin.pdf
8. 日本循環器学会，日本不整脈心電学会．2021年JCS/JHRSガイドラインフォーカスアップデート版不整脈非薬物治療
   https://www.j-circ.or.jp/cms/wp-content/uploads/2021/03/JCS2021_Kurita_Nogami.pdf.

略語一覧

AF	atrial fibrillation	心房細動
AFL	atrial flutter	心房粗動
APTT	activated partial thromboplastin time	活性化部分トロンボプラスチン時間
AVNRT	atrioventricular nodal reentrant tachycardia	房室結節リエントリー性頻拍
BNP	brain natriuretic peptide	脳性（B型）ナトリウム利尿ペプチド
CABG	coronary artery bypass grafting	冠動脈バイパス術
CCr	creatinine clearance	クレアチニンクリアランス
CDRIE	cardiac device related infective endocarditis	心臓デバイス関連感染性心内膜炎
CIED	cardiac implantable electronic device	植込み型心臓電気デバイス
Cr	creatinine	クレアチニン
CRT	cardiac resynchronization therapy	心臓再同期療法
CRT-D	cardiac resynchronization therapy defibrillator	両室ペーシング機能付き植込み型除細動器
CRT-P	cardiac resynchronization therapy pacemaker	両心室ペースメーカ
CT	computed tomography	コンピュータ断層撮影
DOAC	direct oral anticoagulant	直接経口抗凝固薬
HFmrEF	heart failure with mid-range ejection fraction	左室駆出率が軽度低下した心不全
HFpEF	heart failure with preserved ejection fraction	左室駆出率の保たれた心不全
HFrEF	heart failure with reduced ejection fraction	左室駆出率が低下した心不全
ICD	implantable cardioverter defibrillator	植込み型除細動器
ICM	implantable cardiac monitor	植込み型モニター
ILR	implantable loop recorder	植込み型ループレコーダ
INR	international normalized ratio	（プロトロンビン時間）国際標準比
LVEF	left ventricular ejection fraction	左室駆出率
MRA	magnetic resonance angiography	磁気共鳴血管画像
MRI	magnetic resonance imaging	磁気共鳴画像
NSVT	nonsustained ventricular tachycardia	非持続性心室頻拍
NT-proBNP	N-terminal pro brain natriuretic peptide	N末端プロ脳性（B型）ナトリウム利尿ペプチド
NYHA	New York Heart Association	ニューヨーク心臓協会
PCI	percutaneous coronary intervention	経皮的冠動脈形成術
PT	prothrombin time	プロトロンビン時間
PVC	premature ventricular contraction	心室期外収縮
S-ICD	subcutaneous implantable cardioverter defibrillator	皮下植込み型除細動器
TEE	transesophageal echocardiography	経食道心エコー
TTR	time in therapeutic range	INR至適範囲内時間
VF	ventricular fibrillation	心室細動
VT	ventricular tachycardia	心室頻拍
WCD	wearable cardiac defibrillator	着用型自動除細動器

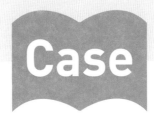

症　例

Case 01

はじめて診断された心房細動

62歳男性

 症例

62歳男性. 動悸を主訴に来院した. 3年前からかかりつけ医で, 高血圧に対しCa拮抗薬およびアンジオテンシンII受容体拮抗薬を, 2型糖尿病に対しSGLT2阻害薬を投与されている. 前日の夕食後, テレビをみているときに突然, 胸部不快感をともなう動悸を自覚した. そのまま就寝したが, 今朝起床しても動悸が続いているため受診した. 身長164cm, 体重76kg, 血圧146/88mmHg, 脈拍88拍/分, 12誘導心電図を記録したところ, 心拍数92拍/分の心房細動であった.

治療・管理の考え方

はじめて診断された心房細動であり, 心房細動が生じて24時間以内である. 血行動態は安定しており緊急を要する状態ではない. 心房細動患者の診療においては, 抗凝固療法を行うべきか否かを優先的に判断する.

表5に基づいて考えてみる. 急性期の管理は, 緊急を要する状態ではなく該当しない. BMIは28.3と肥満であり, これは心房細動の増悪因子である. 減量を指示し, 高血圧および2型糖尿病の管理も徹底する必要がある. さて, 次に考えるべきは脳梗塞リスクの評価である. 高血圧と糖尿病を有しており, $CHADS_2$スコアは2点となる.

図1, 表6をみると, 非弁膜症性心房細動では, $CHADS_2$スコアが1点以上の場合, 直接経口抗凝固薬 (DOAC) が推奨, ワルファリンが考慮可になっている.

表6には, 「DOACを使用可能な心房細動患者の脳梗塞予防を新規に開始する際には, ワルファリンよりもDOACを用いる」が推奨クラスIとなっている. したがって本例には, DOACによる抗凝固療法を開始することが望ましい.

ここで注意しなければならないのが腎機能である. DOAC4剤のうち, クレアチニンクリアランス (CCr) < 30mL/分の場合はダビガトランが, CCr < 15mL/分ではすべて禁忌になる (表7). 本例の1ヵ月前の血液検査では, 血清クレアチニン (Cr) は1.0mg/dLであった. CCrは82mL/分と計算され, いずれのDOACも投与可能である.

DOACの4剤はいずれも2つの用量が設定されている. どちらの用量を選択するかは, 表8を参考にする. 本例では, どのDOACでも減量基準に該当しないため, 通常用量で開始するのが適切である.

表5　心房細動に対する5段階の治療ステップ

ステップ	内容	目的	患者にとっての利点
第1：急性期の管理	洞調律維持 心拍数調節	血行動態の 安定化	QOL 自立的社会的機能改善 生命予後改善
第2：増悪因子の 管理	生活習慣改善 基礎心疾患の治療	心血管病 リスクの 減少	QOL 自立的社会的機能改善 生命予後改善
第3：脳梗塞リスク の評価	高リスク患者への抗凝固療法	脳梗塞予防	QOL 自立的社会的機能改善 生命予後改善
第4：心拍数の評価	適切な心拍数調節	症状改善 左室機能維持	QOL 自立的社会的機能改善 生命予後改善
第5：症状の評価	抗不整脈薬 電気的除細動 カテーテルアブレーション 外科治療（メイズ手術）	症状改善	QOL 自立的社会的機能改善 生命予後改善（心不全合併患者に 対するカテーテルアブレーション）

(2020年改訂版不整脈薬物治療ガイドライン 表25)

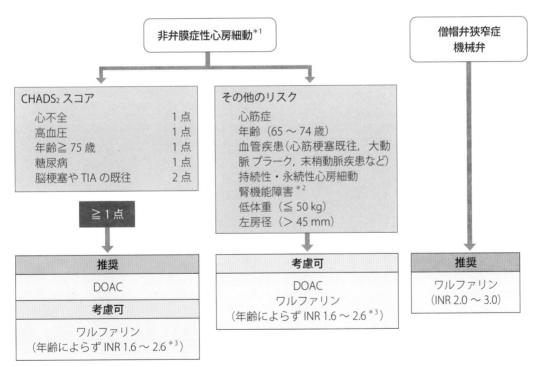

*1：生体弁は非弁膜症性心房細動に含める
*2：腎機能に応じた抗凝固療法については，2020年改訂版不整脈薬物治療ガイドライン3.2.3 どのDOACを用いる
　　かの選択および本書表7を参照
*3：非弁膜症性心房細動に対するワルファリンのINR 1.6〜2.6の管理目標については，なるべく2に近づけるよう
　　にする．脳梗塞既往を有する二次予防の患者や高リスク（CHADS₂ スコア3点以上）の患者に対するワルファ
　　リン療法では，年齢70歳未満ではINR 2.0〜3.0を考慮
INR：プロトロンビン時間国際標準比　　　　　　　　　　　(2020年改訂版不整脈薬物治療ガイドライン 図12)

図1　心房細動における抗凝固療法の推奨

表6　心房細動に対する抗凝固療法の推奨とエビデンスレベル

	推奨クラス	エビデンスレベル	Minds推奨グレード	Mindsエビデンス分類
DOAC またはワルファリンの選択				
中等度から重度の僧帽弁狭窄症を伴う心房細動の脳梗塞予防としてワルファリンを用いる	I	B	A	IVa
機械弁置換術後の心房細動患者の脳梗塞予防にワルファリンを用いる	I	B	A	II
DOAC を使用可能な心房細動患者の脳梗塞予防を新規に開始する際には，ワルファリンよりも DOAC を用いる	I	A	A	I
ワルファリンを用いる際には TTR をなるべく高く保つ*	I	A	A	II
ワルファリン投与中の患者がアドヒアランス良好であるにもかかわらず TTR が不良である場合，あるいは，DOAC を希望する場合（ただし DOAC が禁忌でない場合）に DOAC への変更を考慮する	IIa	A	A	II
DOAC の選択				
出血リスクの高い患者に対しては大規模臨床試験において大出血発生率が低い DOAC（アピキサバン，ダビガトラン 110 mg，1 日 2 回，エドキサバン）を用いる	IIa	A	B	II
ワルファリン投与中の凝固マーカー測定				
脳梗塞既往のない一次予防で，かつ比較的低リスク（たとえば CHADS$_2$ スコア 2 点以下）の患者に対するワルファリン療法では，年齢によらず INR 1.6〜2.6 で管理する	IIa	B	B	IVa
脳梗塞既往を有する二次予防の患者や高リスク（たとえば CHADS$_2$ スコア 3 点以上，がん患者など）の患者に対するワルファリン療法では，年齢 70 歳以上では 1.6〜2.6，年齢 70 歳未満では 2.0〜3.0 で管理する．ただし，年齢 70 歳以上でも出血リスクを勘案しつつ，なるべく INR 2.0 以上で管理する	IIa	B	B	IVa
DOAC 投与前後の凝固検査				
DOAC 投与適否の判断，用量設定の判断のために CCr（アピキサバンの用量設定では血清クレアチニン，体重，年齢）を確認する	I	A	B	II
血液疾患（血友病）や凝固系に異常をきたしやすい患者背景（血液型 O 型など）を考慮して，DOAC 開始前に凝固検査（PT，APTT など）の確認を行う	IIa	C	B	IVa
DOAC 開始後，少なくとも年に 1 回の採血検査（腎機能，肝機能，ヘモグロビンなど）を行う	IIa	C	B	V
DOAC 開始後，75 歳以上の患者，あるいはフレイル患者では，少なくとも 6 ヵ月に 1 回の採血検査（腎機能，肝機能，ヘモグロビンなど）を行う	IIa	C	C1	VI
DOAC 開始後，CCr < 60 mL/分の患者では，少なくとも X ヵ月（X = CCr/10）に 1 回の採血検査（腎機能，肝機能，ヘモグロビンなど）を行う	IIa	C	C1	VI

＊：予後改善の観点からは TTR 60% 以上，DOAC と同等以上の医療効果を得る観点からは TTR 65〜90% 以上（比較対象の DOAC により異なる）との報告もあるが，これらは TTR 100% を目指した結果の最低限の許容範囲の目安と考えるべきである．

TTR：INR 至適範囲内時間，CCr：クレアチニンクリアランス，PT：プロトロンビン，APTT：活性化部分トロンボプラスチン時間

（2020 年改訂版不整脈薬物治療ガイドライン 表 35）

表7　非弁膜症性心房細動の腎機能に応じた抗凝固療法

| | | 正常腎機能〜中等度腎機能障害（CCr ≧ 30 m L/ 分） | 重度腎機能障害（CCr < 30 m L/ 分） | | 維持透析導入後 |
			(15 ≦ CCr < 30)	(CCr < 15)	
DOAC	ダビガトラン	投与可能	禁忌	禁忌	禁忌
	リバーロキサバン	投与可能	投与可能	禁忌	禁忌
	アピキサバン	投与可能	投与可能	禁忌	禁忌
	エドキサバン	投与可能	投与可能	禁忌	禁忌
ワルファリン		投与可能	投与可能	投与可能	原則禁忌

（2020年改訂版不整脈薬物治療ガイドライン 表36）

表8　非弁膜症性心房細動に対するDOAC の用法・用量設定基準

	ダビガトラン	リバーロキサバン	アピキサバン	エドキサバン
用法・用量	150 mg 1 日 2 回	15 mg 1 日 1 回	5 mg 1 日 2 回	60 mg 1 日 1 回
減量用法・用量	110 mg 1 日 2 回	10 mg 1 日 1 回	2.5 mg 1 日 2 回	30 mg 1 日 1 回
減量基準	・CCr < 50 mL/ 分 ・P 糖蛋白阻害薬 ・年齢 ≧ 70 歳 ・消化管出血既往 （ダビガトランでは減量考慮基準）	CCr < 50 mL/ 分	以下の 2 つ以上に該当： ・血清 Cr ≧ 1.5 mg/dL ・年齢 ≧ 80 歳 ・体重 ≦ 60 kg	以下のいずれかに該当： ・CCr < 50 mL/ 分 ・P 糖蛋白阻害薬 ・体重 ≦ 60 kg
腎機能低下による禁忌	CCr < 30 mL/ 分	CCr < 15 mL/ 分	CCr < 15 mL/ 分	CCr < 15 mL/ 分

（2020年改訂版不整脈薬物治療ガイドライン 表37）

✎ まとめ

　本例はCHADS$_2$ スコア 2 点の心房細動症例であり，まずDOACを通常用量から開始するのが適切である．現在続いている心房細動にどう対処するか（除細動，抗不整脈薬，カテーテルアブレーション）については専門医への紹介が望ましい．

Case 02
WPW症候群に発作性心房細動を合併，動悸を訴える 　55歳男性

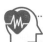

症例

　55歳男性．デスクワーク中に突然，強い動悸症状を自覚してオフィスビルのクリニックを受診した．学生時代にWPW症候群と指摘されていたが，動悸発作がないため医療機関は受診していなかった．受診時の心電図を図2に示す．

治療・管理の考え方

　顕性WPW症候群に発作性心房細動を合併した症例である．早期興奮をともなう頻脈性心房細動は心室細動に移行することがあり，WPW症候群患者における心臓突然死の原因とも考えられている．緊急時に対応できるように電気的除細動器をベッドサイドに準備しておく．

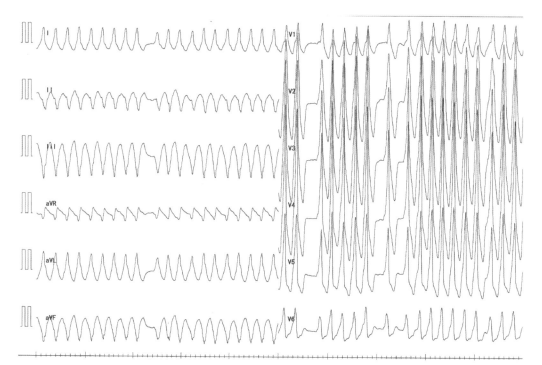

図2　WPW症候群に合併した発作性心房細動の12誘導心電図

　房室結節の伝導を抑制する薬剤であるジギタリス製剤・非ジヒドロピリジン系Ca拮抗薬は，相対的に副伝導路を経由する心室早期興奮を高め，心室細動を誘発する可能性があるので使用してはならない．β遮断薬も使用すべきでない．

　副伝導路は作業心筋で構成されているため，Na^+チャネル遮断薬（IA群・IC群）が有効である．本例では，IC群の緩徐静脈によって副伝導路を介する心室応答は減少し，心拍数はコントロールされ，最終的に心房細動の停止も得られ洞調律に復帰した．

✐ まとめ

> WPW症候群に発作性心房細動を併発すると，副伝導路の不応期が短い症例では，副伝導路を介する心室応答が増加し心室細動に移行する危険性がある．本例のように，頻拍発作を有するWPW症候群はカテーテルアブレーションのよい適応である（表9）．

表9　WPW 症候群および他の心室早期興奮症候群に対するカテーテルアブレーションの推奨とエビデンスレベル

	推奨クラス	エビデンスレベル	Minds推奨グレード	Mindsエビデンス分類
有症候性の副伝導路に関連する頻拍発作がある場合	I	B	A	III
めまいや失神などの重篤な症状をともなう頻脈性心房細動や，他の心房性頻脈性不整脈がある場合	I	B	A	III
副伝導路に関連する頻拍発作はないが，発作により人命に関わる重大な事故につながる可能性がある職業の場合	IIa	B	B	III
副伝導路に関連する頻拍発作はないが，高リスク群の症例	IIa	B	B	III
副伝導路に関連する頻拍発作はないが，患者が希望した場合	IIb	C	C1	VI

（不整脈非薬物治療ガイドライン（2018年改訂版）表57）

Case 03 心房細動への抗凝固療法中の抜歯 76歳女性

症例

　76歳女性．永続性心房細動のため，3年前から直接経口抗凝固薬（DOAC）を内服中である．また高血圧でCa拮抗薬を内服している．1週間ほど前から歯痛を自覚し歯科医院を受診したところ，抜歯が必要とのことであった．DOACを内服していることを伝えると，「かかりつけ医にDOACの休薬について相談してきてください」と言われたとのことで来院した．身長148cm，体重42kg，血圧136/88mmHg，脈拍84拍/分．

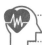

治療・管理の考え方

　観血的手技において，抗凝固薬の一時休薬を行うかの判断が必要な状況である．個々の患者の血栓塞栓症リスク，および観血的手技の出血リスクなどを考慮して適切に判断する．

　まず，本例は76歳，高血圧を有していることからCHADS$_2$スコアは2点である．血栓塞栓症の高リスク群であり，DOACの休薬によって血栓塞栓症をきたす可能性が高い．安易な休薬は避けなければならない．

　表10において，「抜歯」は出血低リスク手技（原則として抗凝固薬の休薬不要）に分類されている．本文中にも「基本的スタンスとして，血栓塞栓症イベントを防ぐために，特に直達止血の可能な観血的手技に関しては，できるだけ休薬しないことを重視する」と明記されている．

　抜歯時にワルファリンを休薬すると約1%に重篤な脳梗塞が発症するとの報告があり[1]，「抜歯時の，至適治療域に管理されたワルファリン継続」は推奨クラスIとなっている．DOACはエビデンスが少ないが，ワルファリンに準じた対応でよい．「抜歯時のDOAC継続」は推奨クラスIIaである（表11）．

表10　心房細動患者の抗凝固療法における出血リスクからみた観血的手技の分類

【出血低リスク手技】（原則として抗凝固薬の休薬不要）	【出血高リスク手技】（原則として抗凝固薬の休薬が必要）
・歯科手術 ［抜歯，切開排膿，歯周外科手術，インプラントなど］ ・白内障手術 ・通常消化管内視鏡 ［上部・下部消化管内視鏡，カプセル内視鏡，内視鏡的逆行性膵胆管造影など］ ・体表面手術 ［膿瘍切開，皮膚科手術など］ ・乳腺針生検，マンモトーム生検	・出血高危険度の消化管内視鏡 ［ポリペクトミー，内視鏡下粘膜下層剥離術（ESD），内視鏡的十二指腸乳頭切除術，内視鏡的食道・胃静脈瘤治療，超音波内視鏡下穿刺吸引術（EUS-FNA）など］ ・気管支鏡下生検 ・硬膜外麻酔，脊髄くも膜下麻酔 ・開頭術・脊髄脊椎手術 ・頸動脈内膜剥離術 ・胸部外科手術（胸腔鏡を含む） ・腹部・骨盤内臓手術（腹腔鏡を含む） ・乳癌手術 ・整形外科手術 ・頭頸部癌再建手術 ・下肢動脈バイパス術 ・肝生検 ・腎生検 ・経直腸前立腺生検 ・経尿道的前立腺切除術（TUR-P） ・体外衝撃波結石破砕術（ESWL） ・経皮的腎砕石術
【出血中リスク手技】（抗凝固薬の休薬を可能なら避ける）	
・出血低危険度の消化管内視鏡 ［バルーン内視鏡，膵管・胆管ステント留置，内視鏡的乳頭バルーン拡張術など］ ・内視鏡的粘膜生検 ・経会陰前立腺生検 ・経尿道の手術 ［膀胱生検，膀胱腫瘍切除術（TUR-Bt），前立腺レーザー手術，尿管砕石術など］ ・経皮的腎瘻造設術 ・緑内障，硝子体手術 ・関節鏡視下手術 ・乳腺切除生検・良性腫瘍切除 ・耳科手術・鼻科手術・咽頭喉頭手術・頭頸部手術 ・心臓デバイス植込手術 ・血管造影，血管内手術 ・心臓電気生理学的検査，アブレーション（心房細動アブレーションは除く）	【出血・塞栓症高リスク手技】（抗凝固薬の継続ないし短期休薬） ・心房細動アブレーション

（2020年改訂版不整脈薬物治療ガイドライン 表39）

表 11　心房細動患者における観血的手技施行時の抗凝固療法の推奨とエビデンスレベル

	推奨クラス	エビデンスレベル	Minds推奨グレード	Mindsエビデンス分類
出血低リスク手技での抗凝固薬継続	I	A	A	I
抜歯時の，至適治療域に管理されたワルファリン継続	I	A	A	I
抜歯時の DOAC 継続	IIa	C	C1	VI
出血中リスク手技での抗凝固薬継続	IIa	C	C1	VI
心臓デバイス植込手術時の，至適治療域に管理されたワルファリン継続	IIa	B	B	II
心臓デバイス植込手術時の DOAC 継続	IIa	C	C1	IVa
出血低リスクまでの消化器内視鏡時の，至適治療域に管理されたワルファリン継続	IIa	B	C1	IVa
血中濃度がピークの時間帯を避けた出血低危険度までの消化器内視鏡時の DOAC 継続	IIa	C	C1	IVa
出血が起こった場合に対処が困難な出血低・中リスク手技での抗凝固薬休薬	IIa	C	C1	VI
出血高リスク手技での抗凝固薬休薬	IIa	C	C1	VI
ワルファリン休薬時のヘパリン置換	IIb	B	C2	II
DOAC 休薬時のヘパリン置換	IIb	B	C2	IVa
出血高リスクの消化器内視鏡時のワルファリン休薬，もしくは至適治療域に管理されたワルファリン継続	IIa	C	C1	IVb
出血高リスクの消化器内視鏡時の，処置当日の朝 DOAC 休薬と翌朝からの再開	IIa	C	C1	VI
持続性心房細動や高リスク例（CHADS2 スコア 2 点以上）での心房細動アブレーション 3 週間以上前からの，ワルファリンあるいは DOAC 継続	IIa	C	C1	VI
心房細動アブレーション施行時のワルファリンまたはダビガトラン継続	I	A	A	I
心房細動アブレーション施行時のリバーロキサバンまたはアピキサバンまたはエドキサバン継続	IIa	B	B	II
心房細動アブレーション施行直前の DOAC の 1〜2 回の休薬	IIa	B	B	II

（2020年改訂版不整脈薬物治療ガイドライン 表40）

✎ まとめ

　本例は，休薬によって血栓塞栓症をきたす可能性が十分ある心房細動患者である．抜歯は直達止血が可能であり，DOAC 継続下で行うべきである．また，そのことを抜歯を行う歯科医に診療情報提供書などで正確に伝える必要がある．

心房細動，2年前に急性心筋梗塞（PCI施行）
70歳男性

 症例

　70歳男性．永続性心房細動のため，10年前からワルファリンを内服中である．2年前に急性心筋梗塞を発症し，左前下行枝近位部に経皮的冠動脈形成術（PCI）および冠動脈ステント留置術を施行された．その後1年間，ワルファリンに加えクロピドグレルとアスピリンを，1年前から現在までワルファリンとアスピリンを内服中である．PCI後の2回の確認造影では再狭窄を認めておらず，狭心症を示唆する症状もない．

 治療・管理の考え方

　虚血性心疾患合併心房細動症例には，抗凝固薬と抗血小板薬の併用が行われることが多い．しかし強力な抗血栓療法は致死的な出血イベントをきたす可能性が高い．最近，出血リスクの低減に主軸をおいた管理が世界的な潮流となっている．

　図3に示すように，個々の患者の血栓リスクと出血リスクを評価したうえで対処する．周術期（2週以内）は，リスクにかかわらず抗凝固薬と抗血小板薬2剤の3剤併用を行う．2週目以降，①血栓リスクが低く出血リスクが高い場合はアスピリンを中止し，12ヵ月まで抗凝固薬とP2Y$_{12}$受容体拮抗薬の併用を行う．②血栓リスクが高く出血リスクが低い場合，1～3ヵ月までは3剤併用を行い，それ以降12ヵ月まで抗凝固薬とP2Y$_{12}$受容体拮抗薬の併用を行う．12ヵ月以降は抗凝固薬単剤とする（表12）．

　表12によると，冠動脈ステント留置患者に対してワルファリンではなく直接経口抗凝固薬（DOAC）での抗凝固療法が推奨クラスIになっている．したがって，本例においてもワルファリンをDOACに変更することが望まれる．

　また，わが国からのエビデンス[2,3]によって，「慢性期（1年以降の）の心筋梗塞患者/冠動脈ステント留置患者/冠動脈バイパス術施行患者および冠血行再建を受けていない冠動脈疾患患者に対する抗凝固薬の単剤投与」が推奨クラスIになっている．

　ただしこの場合，表13に示す項目に合致する血栓リスクの高い患者は，12ヵ月以上の抗凝固薬とアスピリンあるいはP2Y$_{12}$受容体拮抗薬の2剤併用療法の継続を考慮する．本例はこれらに合致する項目がなかったので，DOAC単剤でよい．

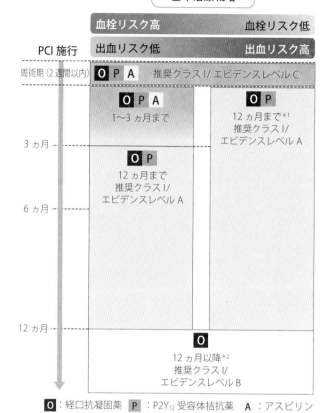

O:経口抗凝固薬	P:P2Y₁₂受容体拮抗薬	A:アスピリン

*¹:出血リスクが非常に高い患者は，2剤併用療法の期間を6ヵ月に短縮することを考慮
*²:血栓リスクが非常に高い患者は，12ヵ月以上の抗凝固薬とアスピリンあるいはP2Y₁₂受容体拮抗薬の2剤併用療法の継続を考慮

（2020年改訂版不整脈薬物治療ガイドライン 図14）

図3 虚血性心疾患合併心房細動に対する抗血栓療法の推奨期間

表 12　虚血性心疾患合併心房細動に対する抗血栓療法に関する推奨とエビデンスレベル

	推奨クラス	エビデンスレベル	Minds推奨グレード	Mindsエビデンス分類
冠動脈ステント留置患者に対する周術期の抗凝固薬とアスピリンと P2Y$_{12}$ 受容体拮抗薬の 3 剤併用療法	I	C	B	IVa
抗血小板薬内服時のプロトンポンプ阻害薬の併用	I	B	B	II
冠動脈ステント留置患者に対する周術期（2 週間以内）以降の，抗凝固薬と P2Y$_{12}$ 受容体拮抗薬との 2 剤併用療法	I	A	A	I
慢性期（1 年以降の）の心筋梗塞患者／冠動脈ステント留置患者／冠動脈バイパス術（CABG）施行患者および冠血行再建を受けていない冠動脈疾患患者に対する抗凝固薬*¹ の単剤投与	I	B	B	II
冠動脈ステント留置患者に対するワルファリンではなくDOAC での抗凝固療法	I	A	A	I
抗血小板薬併用の際の脳卒中予防効果が証明されている用量でのDOAC 投与	IIa	A	B	II
抗血小板薬併用の際のワルファリンは，TTR を 65％ 以上でINR を低め（2.0〜2.5）*² に設定	IIb	C	C1	IVb
出血リスクが高い患者に対する 1 ヵ月以上の 3 剤併用療法	III	B	B	II

*¹：エビデンスとして示されているのはリバーロキサバンのみ
*²：70 歳以上は INR 1.6〜2.5　　　　　　　　　　　　（2020 年改訂版不整脈薬物治療ガイドライン 表 41）

表 13　血栓高リスクを有する患者の特徴

冠動脈ステント血栓症危険因子
・第 1 世代薬剤溶出性ステント
・3 本以上のステント留置
・3 病変以上の治療
・分岐部病変 2 ステント
・総ステント長＞ 60 mm
・伏在静脈グラフトに対するステント
・抗血小板薬 2 剤併用下におけるステント血栓症の既往
・小血管のステント留置

血栓イベント危険因子
・現在の喫煙習慣
・PCI/CABG の既往
・末梢血管疾患
・心不全
・高齢
・貧血
・心房細動

冠動脈ステント血栓症・血栓イベントリスクに共通する因子
・急性冠症候群
・慢性腎臓病（糸球体濾過量高度低下）
・慢性完全閉塞病変
・糖尿病合併

（2020年改訂版不整脈薬物治療ガイドライン 表42）

まとめ

　本例は，虚血性心疾患（ステント留置）合併心房細動症例である．すでに PCI 施行後 2 年が経過しており，ワルファリンを DOAC に変更し，DOAC 単剤による抗血栓療法を行うのが適切と考えられる．

心拍数125拍/分の頻脈性心房細動

Case 05

63歳女性

症例

　63歳女性．3年前から続いている永続性心房細動患者である．高血圧を合併しており CHADS₂ スコアが1点であることから，アンジオテンシンⅡ受容体拮抗薬と抗凝固薬を内服中である．最近，労作時の動悸と息切れが増してきたという．身長162 cm，体重64 kg，血圧122/72mmHg，脈拍112拍/分．

　心電図を記録したところ，心拍数125拍/分の心房細動であった（図4）．心エコー図検査で左室駆出率（LVEF）は62％と保たれており，左房径は46mm．胸部X線写真で心胸郭比は47％で肺うっ血なし．N末端プロ脳性（B型）ナトリウム利尿ペプチド（NT-pro BNP）は182 pg/mLであった．

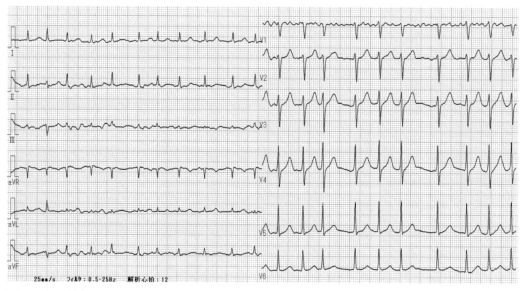

図4　頻脈性心房細動の12誘導心電図

治療・管理の考え方

　心拍数が 125 拍/分の頻脈性心房細動を呈している 63 歳女性の永続性心房細動である. このような患者の目標安静時心拍数は, 前回のガイドライン (心房細動治療 (薬物)ガイドライン (2013 年改訂版))から, 110 拍/分未満へと改められた.

　本例の労作時息切れは, 心不全症状の可能性がある. しかしLVEFは良好で, NT-proBNPの明らかな上昇 (＞ 400 pg/mL)は認めない. ニューヨーク心臓協会 (NYHA)心機能分類 IIの心不全と判断した.

　図5に基づいて考えてみる. 目標安静時心拍数は＜ 110 拍/分である. 心機能は温存されているので, ビソプロロール経口/貼付・カルベジロール経口, ベラパミル経口・ジルチアゼム経口のいずれかで治療を開始する.

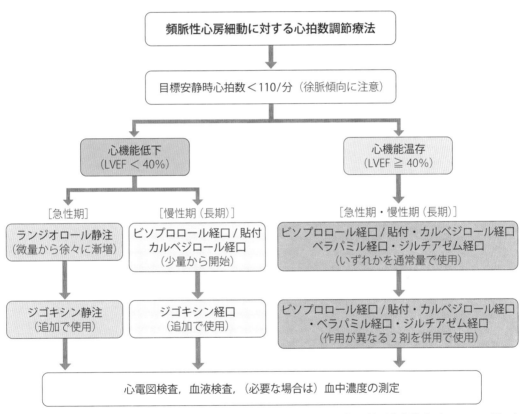

(2020年改訂版不整脈薬物治療ガイドライン 図16)

図5　頻脈性心房細動に対する心拍数調節療法の治療方針

Ca拮抗薬とβ遮断薬のどちらを使用するかについては，表14を参考にする．β遮断薬の項では，「心機能が保たれた（LVEF ≧ 40％）頻脈性心房細動に対する長期の経口薬を用いた心拍数調節」が推奨クラスIである．一方，非ジヒドロピリジン系Ca拮抗薬の項では，「心機能が保たれている頻脈性心房細動に対する心拍数調節」がやはり推奨クラスIである．
　基本的にはどちらを使用してもよいが，心保護効果のあるβ遮断薬（ビソプロロール，カルベジロール）が多く使用される傾向にある．非ジヒドロピリジン系Ca拮抗薬（ベラパミル，ジルチアゼム）は心機能が低下した症例には禁忌（推奨クラスIII）であることに注意す

表14　心房細動に対する心拍数調節療法の薬物治療の推奨とエビデンスレベル

	推奨クラス	エビデンスレベル	Minds推奨グレード	Minds エビデンス分類
β遮断薬				
心機能が低下（LVEF < 40%，ただし ≧ 25%）した頻脈性心房細動に対する長期の経口薬（ビソプロロール，カルベジロール）を用いた心拍数調節	I	A	A	I
心機能が保たれた（LVEF ≧ 40%）頻脈性心房細動に対する長期の経口薬を用いた心拍数調節	I	B	A	I
有症状の頻脈性心房細動に対する予後改善を目的とした長期の経口 / 貼付薬（ビソプロロール，カルベジロール）を用いての投与	IIa	B	A	I
心機能が低下（LVEF < 40%，ただし ≧ 25%）した頻脈性心房細動に対する急性期のランジオロール静注薬を用いた心拍数調節（少量から開始し血行動態を観察しながら漸増）	IIa	B	B	II
無症候の心房細動患者に対する投与	IIb	C	D	VI
頻脈を示さない心房細動患者に対する投与	III	B	D	VI
ジギタリス製剤				
心機能が低下した頻脈性心房細動に対する急性期の心拍数調節を目的としたβ遮断薬に追加しての投与	IIa	B	B	III
頻脈性心房細動患者に対する長年に渡る心拍数調節	III	C	D	II
非ジヒドロピリジン系 Ca 拮抗薬				
心機能が保たれている頻脈性心房細動に対する心拍数調節	I	B	A	I
心機能が低下した頻脈性心房細動に対する静注薬 / 経口薬（ベラパミル，ジルチアゼム）を用いての心拍数調節	III	C	D	V
アミオダロン				
心機能が低下した頻脈性心房細動に対する急性期の静注薬を用いての心拍数調節	IIb	C	C1	IVb

（2020年改訂版不整脈薬物治療ガイドライン 表44）

る．β遮断薬もしくは非ジヒドロピリジン系Ca拮抗薬単独で110拍/分が得られない場合は，これらを併用する．

✎ **まとめ**

　本例は，有症候性の頻脈性心房細動（永続性）であり，安静時心拍数を110拍/分未満に低下させる必要がある．この場合，まず心機能の評価を行う．本例はLVEFが40％以上であり，ビソプロロール経口/貼付・カルベジロール経口，ベラパミル経口・ジルチアゼム経口のいずれかで治療を開始する．

Case 06

動悸症状の強い発作性心房細動　58歳男性

症例

　58歳男性．営業で外出することが多くストレスの多い生活を送っている．半年前に約1時間続く動悸を自覚し，近医で心電図を記録したところ心房細動であった．診察中に心房細動は自然停止した．その後，しばらく動悸はなかったが，本日，外出先で突然動悸を自覚した．30分安静にしていたが停止しないため，再度近医を受診した．やはり心電図は心房細動（心拍数96拍/分）であった．今回も心房細動は診察中に自然停止した．心エコー図検査を行ったところ，器質的な異常はなく，左室駆出率（LVEF）は72%と良好であった．身長172cm，体重64kg，血圧116/78mmHg，脈拍92拍/分．内服薬はない．

治療・管理の考え方

　診断は発作性心房細動であり有症候性（動悸）である．58歳と若く，心房細動カテーテルアブレーション（以下，アブレーション）の適応も十分ある．仕事が忙しく，アブレーションを受ける時間的余裕がなく薬物療法を希望した．抗不整脈薬による洞調律維持療法が必要な患者である．

　図6に従うと，まず本例はCHADS$_2$スコア0点であり，抗凝固療法は必要ない．心拍数は90拍台/分であり，心拍数調節を必要とする状況ではない．心エコー図検査で異常を認めなかったことより，「器質的心疾患なし」に該当する．アップストリーム治療を要する併存疾患（高血圧，肥満，糖尿病，脂質異常症など）もないので，Na$^+$チャネル遮断薬もしくはベプリジル内服による再発予防が適切である．

　表15では，「器質的心疾患のない有症候性の再発性心房細動へのNa$^+$チャネル遮断薬の投与」は推奨クラスIになっている．

　これらの抗不整脈薬の投与量と投与法を表16に示す．抗不整脈薬は予期せぬ血中濃度の上昇から副作用を生じることがあるので，実際には記載されている量の半分〜2/3から開始するのが無難である．抗不整脈薬の長期的な再発予防効果は限定的である．2020年改訂版不整脈薬物治療ガイドライン本文にも「安易な長期投与は避けるべき」と記されている．

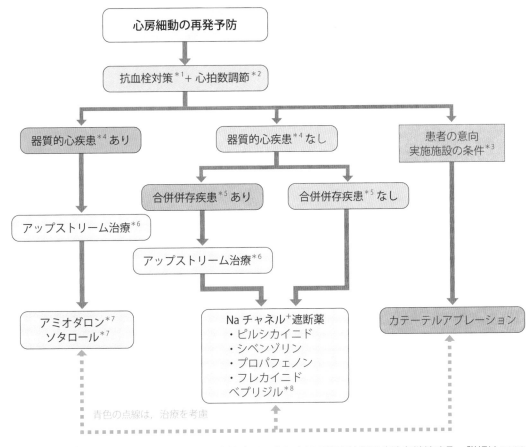

*1: 再発予防を行う症例でも，その効果と塞栓症リスクに応じて適宜抗凝固療法を継続する．詳細は 2020 年改訂版不整脈薬物治療ガイドライン 3. 抗凝固療法を参照

*2: 治療中も再発が否定できず，発作時に症候性の頻拍を生ずる症例では適宜心拍数調節治療を継続する．詳細は 2020 年改訂版不整脈薬物治療ガイドライン 4. 心拍数調節療法を参照

*3: アブレーションは実施施設の経験度に応じて積極的適応が認められている．詳細は不整脈非薬物治療ガイドライン（2018 年改訂版）参照

*4: 肥大心，不全心，虚血心

*5: 高血圧，脂質異常症，糖尿病，肥満，慢性腎不全，睡眠時呼吸障害などをいう．詳細は 2020 年改訂版不整脈薬物治療ガイドライン 2.5 併存疾患の管理参照

*6: 基礎疾患・併存疾患に対する適切な治療介入．脂質異常症では，スタチンによる予防効果が報告されている．詳細は 2020 年改訂版不整脈薬物治療ガイドライン 6. アップストリーム治療を参照

*7: アミオダロンは，わが国では肥大型心筋症か心不全に伴う心房細動以外には保険適用が認められていない．ソタロールは虚血性心疾患に伴う心房細動における再発予防効果が報告されているが，保険適用は認められていない

*8: ベプリジルは，心機能低下例で有効とする報告もあるが，逆に催不整脈性が増加するという報告もある

（2020年改訂版不整脈薬物治療ガイドライン 図18）

図 6　心房細動の再発予防のフローチャート

表 15　薬物による心房細動再発予防の推奨とエビデンスレベル

	推奨クラス	エビデンスレベル	Minds推奨グレード	Mindsエビデンス分類
器質的心疾患のない有症候性の再発性心房細動への Na$^+$ チャネル遮断薬*の投与	I	A	A	I
心不全あるいは肥大型心筋症に伴う再発性心房細動に対するアミオダロン投与	I	B	B	II
持続性心房細動の停止に有効であった薬物の再発予防目的の投与	IIa	C	C1	III
心不全と肥大型心筋症以外の器質的心疾患の再発性心房細動へのアミオダロンやソタロールの投与（保険適用外）	IIa	B	B	I
器質的心疾患のない有症候性の再発性心房細動で，Na$^+$ チャネル遮断薬*が無効であった症例に対するベプリジル投与	IIa	C	C1	III
器質的心疾患のない無〜軽症候性の再発性心房細動への Na$^+$ チャネル遮断薬*の投与	IIb	C	C1	IVb
器質的心疾患のない心房粗動を合併した再発性心房細動への Na$^+$ チャネル遮断薬*の投与	IIb	C	C1	IVb
初発，アルコール性，または開胸術後の心房細動再発予防目的の抗不整脈薬投与	IIb	C	C1	IVb
器質的心疾患のない有症候性の再発性心房細動で Na$^+$ チャネル遮断薬*が無効であった症例に対するアミオダロン投与（保険適用外）	IIb	B	A	I
徐脈頻脈症候群（ペースメーカ未植込み例）への抗不整脈薬投与	III	C	C2	IVb
器質的心疾患を有する症例への Na$^+$ チャネル遮断薬*投与	III	C	C2	IVb
臨床的に無効と考えられる抗不整脈薬の継続投与	III	C	C2	V
ブルガダ症候群に合併する心房細動に対する Na$^+$ チャネル遮断薬*投与	III	C	C2	IVb
QT 延長症候群に合併する心房細動に対する K$^+$ チャネル遮断薬の投与	III	C	C2	IVb

＊：ピルシカイニド，シベンゾリン，プロパフェノン，フレカイニド（なお，ブルガダ症候群，陰性変力作用が問題
　　となる器質的心疾患，心房粗動の既往などリスクのある病態では投与を避ける）

（2020年改訂版不整脈薬物治療ガイドライン 表47）

表 16　臨床上有意な器質的心疾患を認めない患者に対する抗不整脈薬とその投与法

薬物名	経口1日量（mg）	投与法	静注投与法
ピルシカイニド	150	分3	1 mg/kg/10分
シベンゾリン	300	分3	1.4 mg/kg/2〜5分
プロパフェノン	450	分3	−
フレカイニド	200	分2	1〜2 mg/kg/10分
ベプリジル	100〜200	分2ないし分1	−

投与はすべて少量から開始し，副作用の有無を確認しながら必要に応じて増量する

（2020年改訂版不整脈薬物治療ガイドライン 表48）

まとめ

　本例は，臨床上有意な器質的心疾患を認めない発作性心房細動患者であり，Na^+チャネル遮断薬による再発予防（洞調律維持療法）を行う．しかしNa^+チャネル遮断薬の長期投与は好ましくない．しかるべきタイミングで，Na^+チャネル遮断薬中止やアブレーションの施行を考慮する．またストレスが心房細動の増悪因子となっていると考えられるので，ストレス，飲酒，喫煙，睡眠（睡眠時無呼吸症候群の有無など）に関する生活指導も必要である．

Case 07

心房細動に対する
クラスIC抗不整脈薬の処方後，
心房粗動　80歳女性

 症例

　80歳女性，動悸を主訴に近医を受診し発作性心房細動と診断され，直接経口抗凝固薬とNa+チャネル遮断薬（IC群）が投与開始された．しばらく調子はよかったが，突然強い動悸発作を自覚し再度受診した．ホルター心電図を施行したところ図7のような所見が認められた．再診時に心電図（第II誘導）を記録すると4：1の通常型心房粗動であった（図8）.

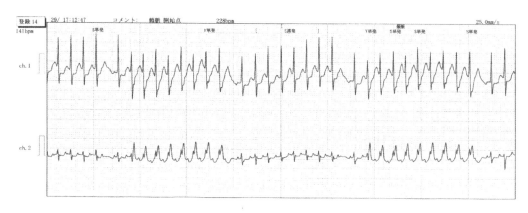

図7　心房粗動のホルター心電図

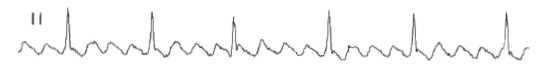

図8　通常型心房粗動の心電図

治療・管理の考え方

　心房細動患者に対する薬物治療として，Na⁺チャネル遮断薬 (IA群，IC群) はよく処方される薬剤の1つである．

　高齢者では，血清クレアチニン値が正常であっても，クレアチニンクリアランスは低下していることが多く，抗不整脈薬の投与量には注意を払う必要がある．食欲低下や脱水状態となっても薬剤だけはしっかり内服していると，抗不整脈薬の血中濃度が異常に上昇することがある．

　Na⁺チャネル遮断薬で心房細動が粗動化した際に，伝導速度低下作用が増強して粗動周期が延長し，1：1房室伝導となる危険性があり，注意を要する．体調不良日における服薬の指導も安全に抗不整脈薬を処方するうえで重要となる．

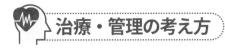 まとめ

　本例は，発作性心房細動に対してNa⁺チャネル遮断薬 (IC群) を投与したところ，心房粗動 (いわゆるIC flutter) を生じた症例である．心房細動に対するI群抗不整脈薬は処方頻度が高い．しかし，投与量や患者の薬物代謝によっては，血中濃度が増加し催不整脈作用が出現する可能性があるため，留意する必要がある．投与を行う際には少量から開始し，心電図でのQRS幅や，薬物血中濃度も測定可能であり，臨床症状とともに参考にしながら投与量を調整する．

Case 08 無症状の洞性徐脈 69歳男性

症例

　69歳男性．趣味として10年来，毎年マラソン大会に出場している．自治体の健診で心拍数43拍/分の洞性徐脈を指摘され，要精査で近医受診となった．高血圧があり，3年前よりアムロジピン2.5mgを内服している．失神発作やめまいなどの脳虚血症状はなく，ランニングも問題なくできている．

治療・管理の考え方

　洞性徐脈の患者を診察した場合，自律神経や電解質・甲状腺機能の異常など，洞機能が低下する可逆的な要因がないか確認する．本例が内服している降圧薬（アムロジピン）は非ジヒドロピリジン系Ca拮抗薬ではなく，徐脈を助長する薬理作用はない．このような場合，血圧管理もかねて，家庭での血圧測定に加え，心拍数の記録も指示する．

　本例に示すとおり，洞性徐脈は市民ランナーのようなアスリートによくみられる．本例は脳虚血症状も心不全症状もないため，現時点では恒久式ペースメーカの適応はない．しかし，定期的にホルター心電図などで心拍数の評価を行い，症状が出現しないか経過観察することが重要となる．また，トレッドミル運動負荷試験での運動に対する心拍応答不全もペースメーカ植込みの判断材料となる（表17）．

　経時的に心拍数が低下し，心拡大や全身倦怠感の増強などの自覚症状が現れれば，ペースメーカ治療は推奨クラスIとなる．

　ただちにペースメーカを施行できない症例での，テオフィリンやシロスタゾールの経口投与は洞性徐脈を改善させることがある（推奨クラスIIa，表18）．

表17　洞不全症候群に対するペースメーカ適応の推奨とエビデンスレベル

	推奨クラス	エビデンスレベル	Minds推奨グレード	Mindsエビデンス分類
失神，痙攣，眼前暗黒感，めまい，息切れ，易疲労感などの症状あるいは心不全があり，それが一次性の洞結節機能低下に基づく徐脈，洞房ブロック，洞停止あるいは運動時の心拍応答不全によることが確認された場合，それが長期間の必要不可欠な薬剤投与による場合を含む	I	C	A	V
①上記の症状があり，徐脈や心室停止を認めるが，両者の関連が明確でない場合 ②徐脈頻脈症候群で，頻脈に対して必要不可欠な薬剤により徐脈をきたす場合	IIa	C	B	V
症状のない洞房ブロックや洞停止	IIb	C	C2	V

（不整脈非薬物治療ガイドライン（2018年改訂版）表9）

表18　徐脈性不整脈に対する薬物治療の推奨とエビデンスレベル

	推奨クラス	エビデンスレベル	Minds推奨グレード	Mindsエビデンス分類
ペースメーカ治療までの橋渡し治療としての交感神経作動薬，あるいはアトロピンの静脈内投与	IIa	C	B	V
ペースメーカ植込み術を施行できない症候性の洞不全症候群・房室ブロックに対するテオフィリン*あるいはシロスタゾール*の経口投与	IIa	C	B	IVb
下壁心筋梗塞の急性期・亜急性期に出現したアトロピン抵抗性の房室ブロックに対するテオフィリンの静脈内投与	IIb	C	B	V

＊：テオフィリン，シロスタゾールは徐脈性不整脈に対する保険適用は得られていない

（2020年改訂版不整脈薬物治療ガイドライン 表11）

まとめ

　本例は脳虚血症状も心不全症状もなく，現時点では恒久式ペースメーカの適応はない．洞性徐脈をみた場合，徐脈と症状（脳虚血症状や心不全症状）が一致すれば，ペースメーカ植込みの推奨クラスはIとなる（表17）．ペースメーカ植込み適応に明確な心拍数や総心拍数の基準はない．また，めまい・息切れや易疲労感の症状は徐脈に特異的なものでなく，かならずしも徐脈と関連性がはっきりするとは限らず，治療選択が困難なことがある．そのような場合は専門医への紹介が望ましい．

Case 09 ホルター心電図で 非持続性心室頻拍が認められた 肥大型心筋症 40歳男性

 症例

40歳男性，健康診断の胸部X線で心拡大，心電図で左室肥大が疑われ近医を受診した．血圧120/82mmHg，胸部理学的所見では心雑音なし，過剰心音なし，肺野ラ音聴取せず．胸部X線では心胸郭比59%，肺うっ血なし，胸水なし．心エコー図検査で，心室中隔の壁厚は16mmと非対称性左室肥大を認めた（図9）．さらにホルター心電図を施行したところ，非持続性心室頻拍が同定された（図10）．

治療・管理の考え方

本例は心室中隔壁厚が16mmと厚く非対称性肥大を認め，肥大型心筋症と診断される．失神の既往や，突然死の家族歴がなく左室壁厚が30mm未満の肥大型心筋症の患者で，ホルター心電図を施行し非持続性心室頻拍が同定された場合には，心臓突然死のリスク評価が重要となる．

表19に示すような他の主要危険因子および修飾因子が認められれば，植込み型除細動器（ICD）適応の推奨クラスはIIaとなる（表20）．

したがって，トレッドミル運動負荷試験やガドリニウム造影心臓MRI検査を追加してリスク評価を行うことが必要となる．これらの検査で陽性所見がなければ非持続性心室頻拍のみとなり，ICD適応の推奨クラスはIIbとなる（表20）．

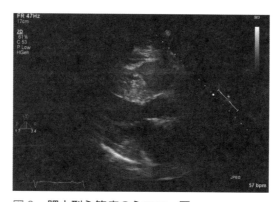

図9　肥大型心筋症の心エコー図

　本例では，図11に示すように心臓MRIでガドリニウム遅延造影所見が左心室に認められ，ICD植込み推奨クラスがIIaであった．

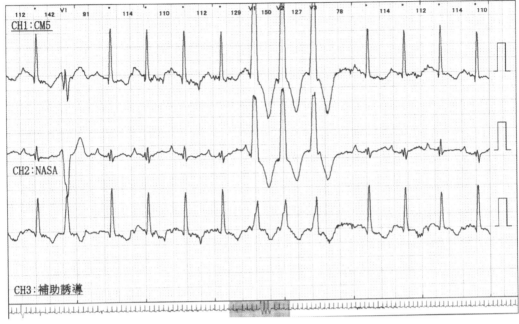

図10　非持続性心室頻拍が認められた心電図

表19　肥大型心筋症の主要危険因子および修飾因子

主要危険因子

① 肥大型心筋症にともなう突然死の家族歴（肥大型心筋症の診断の有無にかかわらず40歳未満の第一度近親者，または年齢にかかわらず肥大型心筋症と診断されている第一度近親者の突然死）
② 心原性あるいは原因不明の失神
③ 著明な左室肥大（左室壁厚＞30 mm）
④ ホルター心電図による非持続性心室頻拍（3連発以上かつ120回/分以上）
⑤ 運動中の血圧異常反応（最大運動時の収縮期血圧が安静時より20 mmHg以上上昇しない，もしくは運動中に20 mmHg以上低下）

修飾因子

① 左室流出路狭窄
② 心臓MRIによる広い遅延造影像
③ 左室心尖部瘤
④ 左室駆出率＜50%（拡張相）

表20　肥大型心筋症に対するICD適応の推奨とエビデンスレベル

	推奨クラス	エビデンスレベル	Minds推奨グレード	Mindsエビデンス分類
過去に持続性 VT，VF，心肺停止の既往を有する症例	I	B	A	IVa
心原性あるいは原因不明の失神（6ヵ月以内），左室壁厚 30 mm 以上，2014 年 ESC ガイドライン計算式にて高リスクのいずれかを認める症例	IIa	C	B	IVa
突然死の家族歴を認め，他の主要危険因子 / 修飾因子を有する症例	IIa	C	B	IVa
NSVT を認め, 他の主要危険因子 / 修飾因子を有する症例	IIa	C	B	IVa
運動中の血圧反応異常を認め，他の主要危険因子 / 修飾因子を有する症例	IIa	C	B	IVa
突然死の家族歴を認めるのみで他に主要危険因子 / 修飾因子のない症例	IIb	C	C2	VI
NSVT を認めるのみで他に主要危険因子 / 修飾因子のない症例	IIb	C	C2	VI
運動時の血圧反応異常を認めるのみで他に主要危険因子 / 修飾因子のない症例	IIb	C	C2	VI

主要危険因子：持続性 VT/VF/ 心停止の既往，突然死の家族歴，原因不明の失神，NSVT，左室壁厚 30 mm 以上，運動中の血圧反応異常
修飾因子：左室流出路狭窄，心臓 MRI による広い遅延造影像，左室心尖部瘤，左室駆出率＜ 50%（拡張相）
VT：心室頻拍，VF：心室細動，NSVT：非持続性心室頻拍

（不整脈非薬物治療ガイドライン（2018年改訂版）表19）

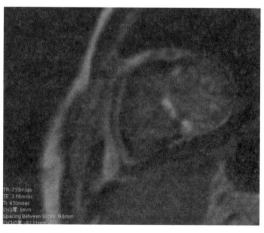

図 11　ガドリニウム遅延造影所見（心臓 MRI）
欧州心臓学会から肥大型心筋症症例の心臓突然死のリスクを評価するウェブサイト（https://www.doc2do.com/hcm/webHCM.html）が公表されており，年齢，左室壁厚，左房径，左室流出路の圧較差，突然死の家族歴，非持続性心室頻拍の有無，原因不明の失神の有無を入力することにより，5 年での心臓突然死リスクが算出される．

まとめ

　肥大型心筋症にともなう突然死発生率は1年間で1%と報告されている[4-6]. 30歳未満の若年ではリスクが高く，運動時の突然死として発生することも多い. 最初の症状が心室細動で突然死をきたすことも知られている. 若年時には無症状で経過することが多いが，胸部X線で心胸郭比の拡大や心電図で左室肥大が疑われた場合には，心エコー図検査で精査することが重要である. またホルター心電図や運動負荷心電図もリスク評価に重要である. 無症状であってもリスク評価を行い，一次予防目的でのICD適応を判断する必要がある.

Case 10 健康診断で ブルガダ症候群の指摘

35歳男性

 症例

35歳男性．会社の健康診断で，ブルガダ症候群（サドルバック型）心電図を指摘され，かかりつけのクリニックを受診した．生来健康で，突然死の家族歴はなく，失神の既往もない．右側胸部誘導を一肋間上げた心電図も記録した（図12）．

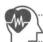 **治療・管理の考え方**

ブルガダ症候群は東アジアで比較的有病率が高く，わが国の成人では0.1〜0.3％と報告されている[7-11]．健康診断の心電図でブルガダ症候群疑いを指摘され，精査のために医療機関を受診する機会が増えている．

ブルガダ症候群の診断には，表21に示すようにタイプ1ブルガダ心電図（コブド型）の

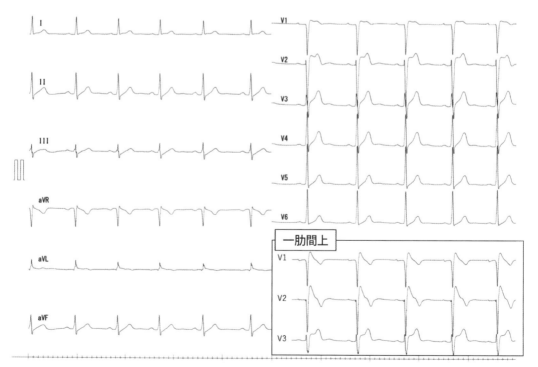

図12 ブルガダ症候群の12誘導心電図

確認が必須となる．高位肋間記録，発熱時，薬剤負荷などでのタイプ1でも診断可能である．本例の場合は，一肋間上げて心電図を記録することによりタイプ1ブルガダ心電図が記録された．

主所見の有無により有症候性か無症候性に分類されるが，治療管理と治療方針が大きく異なるため，家族からの情報も含めたより詳細な問診が重要となる．致死性心室性不整脈，不整脈原性失神・夜間苦悶様呼吸・原因不明の失神を有する場合を有症候性と考えるが，健康診断で指摘される場合は無症候性であることがほとんどである．また，失神があったとしても神経調節性失神（反射性失神）である可能性も十分考えられ，失神の発症様式や状況など詳細に聴取することが重要である．

本例のようなサドルバック型では，右側胸部誘導で一肋間・二肋間上げて心電図記録を行い，タイプ1心電図所見の有無を確認する．致死性不整脈の既往と失神発作の既往がな

表21　ブルガダ症候群の診断基準

1.　必須所見
心電図（12誘導 / 携帯型） 　A. 自然発生のタイプ1ブルガダ心電図（正常肋間あるいは高位肋間記録） 　B. 発熱により誘発されたタイプ1ブルガダ心電図（正常肋間あるいは高位肋間記録） 　C. 薬物負荷試験にてタイプ1に移行したタイプ2または3ブルガダ心電図（正常肋間あるいは高位肋間記録）
2.　主所見
A. 原因不明の心停止あるいは心室細動または多形性心室頻拍が確認されている 　B. 夜間苦悶様呼吸 　C. 不整脈原性が疑われる失神 　D. 機序や原因が不明の失神
3.　副所見
臨床歴
A. 他の原因疾患を認めない30歳以下発症の心房粗動・細動
家族歴
B. ブルガダ症候群と確定診断されている 　C. 発熱時発症，夜間就眠時発症，あるいはブルガダ症候群増悪薬剤との関係が疑われる心臓突然死を認める 　D. 45歳以下の原因不明の心臓突然死を認め，剖検所見で原因が特定されていない
遺伝子検査結果（保険適用外）
E. ブルガダ症候群を特定する病原性遺伝子変異（SCN5A）を認める

有症候性ブルガダ症候群：心電図所見1項目と主所見臨床歴2-A～2-Dの1項目 を満たす場合．
無症候性ブルガダ症候群：心電図所見1項目のみで主所見臨床歴がない場合．
　　　　　無症候性ブルガダ症候群の場合，副所見3-A（臨床歴），3-B～3-D（家族歴），3-E（SCN5A変異）はリスク評価の際の参考とする．非タイプ1（タイプ2あるいはタイプ3）心電図のみの場合はブルガダ症候群とは診断されないが，時間経過とともにタイプ1心電図が出現する可能性もあるので，経過観察（とくに主所見出現時の受診）は必要である．
（遺伝性不整脈の診療に関するガイドライン（2017年改訂版）表22）

ければ無症候性ブルガダ症候群と診断されるが，45歳未満での突然死の家族歴や*SCN5A*遺伝子異常などの考慮すべき因子がなければ，経過観察することとなる．

　無症候性のサドルバック型心電図を呈する症例に対してピルシカイニド負荷試験を施行しても，その結果により植込み型除細動器（ICD）適応や治療方針が変わるものではない（図13）．ただし，ピルシカイニドなどの薬剤負荷によりタイプ1となった無症状の症例で，経過中に原因不明の心停止あるいは心室細動または多形性心室頻拍が同定，夜間苦悶様呼吸が出現，原因不明もしくは不整脈原性が疑われる失神が認められた場合には，ICDの適応となるため慎重な経過観察が必要となる．

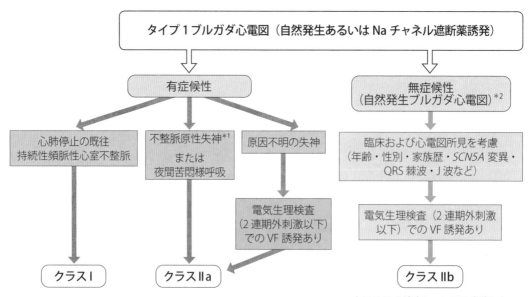

*1：不整脈原性失神：非不整脈原性失神にくらべて，男性・中高年に多い．尿失禁をともなうことが多く，高温・混雑・痛み・精神的ストレス・起立姿勢などの誘因をともなわない
*2：Naチャネル遮断薬誘発性の場合は慎重な経過観察
VF：心室細動

（不整脈非薬物治療ガイドライン（2018年改訂版）図7）

　図13　ブルガダ症候群に対するICDの適応

ブルガダ症候群は心電図でのタイプ1ブルガダ心電図の証明が必要であり，右側胸部誘導高位肋間での心電図も記録する．有症候性か無症候性かでICDの適応の推奨クラスが異なってくるため，詳細な問診を行う．無症候性ブルガダ症候群の症例については，予後良好であることから過度に心配する必要はないことを伝えるが，経過観察が重要であり，経過中に失神発作を生じたり，家族・血縁のある親戚で突然死が出た場合には，医療機関を受診するように指導することが重要である．

Case 11 有症候性の薬剤抵抗性発作性心房細動

76歳男性

 症例

　76歳男性．動悸を主訴に来院．4年前より高血圧にて通院加療中であった．数ヵ月前より数時間持続する動悸発作を自覚していた．数時間で自然停止し，洞調律に復した．抗凝固療法を開始するとともに，抗不整脈薬を処方したが，その後3ヵ月間に5回，同様の動悸発作を認めた．発作時の12誘導心電図を示す（図14）．

　既往歴：高血圧（降圧薬服用）．糖尿病，脂質異常はなし，アルコール摂取もまれである．喫煙歴なし．家族歴：特記すべきものなし．身長166 cm，64 kg，血圧120/72 mmHg，脈拍62拍/分，不整．胸部聴診異常なし，胸部X線検査で心拡大なく，非発作時の心電図は洞調律で明らかな異常は認めない．

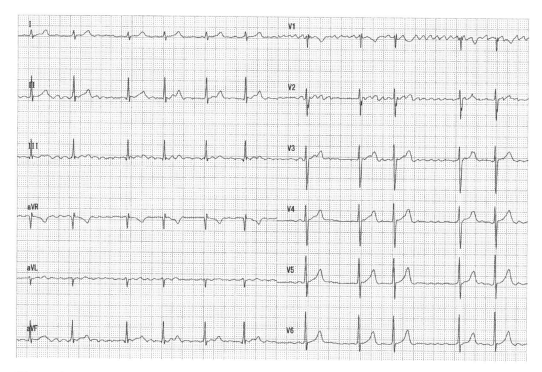

図14　心房細動発作時の12誘導心電図
　　　基線の不規則な揺れ（f波）とQRS間隔の不整（絶対性不整脈）を認める．

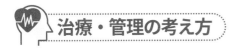 治療・管理の考え方

　図14では明らかなP波は認めず，不規則な基線の揺れ（f波）とQRS間隔の不整（絶対性不整脈）を認める．典型的な心房細動の心電図である．本例は複数回の心房細動発作を認めており，かつ抗不整脈薬投与後も発作は抑えられず，明らかな再発性，薬剤治療抵抗性心房細動である．

　心房細動発生のリスクの中の可逆的要因として表22の因子があげられており，発生抑制のためにこれらの管理が重要である．本例では心房細動発生のリスクとして高血圧を認めたが，血圧のコントロールは良好であり，それ以外の可逆的要因は認めなかった．

　本例は薬物治療抵抗性の症候性発作性心房細動であり，カテーテルアブレーション（以下，アブレーション）のよい適応である（推奨クラス I，表23-1）．CHADS$_2$スコアは2点（年齢，高血圧）で，抗凝固療法はすでに開始している．アブレーション施行施設へ紹介することが勧められる．

　真の初発の発作性心房細動においては，その約半数（50/106人）で5年間の経過観察中に2度と再発がなかったことが報告されている[12]．したがって，可能であれば初発の発作性心房細動症例では再発性であることを確認したうえでアブレーションの適応を考慮すべきである．

　可逆的な心房細動発生のリスク（表22）を認める場合には，これらの是正をすみやかに行うことが望ましい．甲状腺機能亢進症を認める場合は，甲状腺機能が正常範囲となってからアブレーション施行を検討する．

　アブレーション施行にあたっては，術前に最低3週間の抗凝固療法を継続する必要があり，抗凝固薬の忍容性を確かめる意味でも，すみやかに抗凝固療法を開始することが望ましい．抗凝固療法の忍容性がない，あるいは禁忌の症例にはアブレーションは施行してはいけない（推奨クラス III，表23-1）．また，術後3ヵ月間は再発のリスクもあり，抗凝固療法を継続することが推奨される．

表22　心房細動発生リスクの中での可逆的要因

- 甲状腺機能亢進症
- 肥満
- 睡眠時無呼吸症候群
- 高血圧
- 糖尿病
- 高脂血症
- アルコール多飲
- 喫煙

（不整脈非薬物治療ガイドライン（2018年改訂版）表64）

表23-1　心房細動に対するカテーテルアブレーションの推奨とエビデンスレベル

	推奨クラス	エビデンスレベル	Minds推奨グレード	Mindsエビデンス分類
高度の左房拡大や左室機能低下を認めず，薬物治療抵抗性の症候性発作性AF	I	A	A	I
症候性再発性発作性AFに対する第一選択治療としてのカテーテルアブレーション	IIa	B	B	I
心不全（左室機能低下）の有無にかかわらず，同じ適応レベルを適用する	IIa	B	B	I
徐脈頻脈症候群をともなう発作性AF	IIa	B	B	III
症候性持続性AF	IIa	B	B	II
症候性長期持続性AF	IIb	B	B	II
無症候性発作性AFで再発性のもの	IIb	C	C1	III
無症候性持続性AF	IIb	C	C1	III
左房内血栓が疑われる場合	III	A	D	V
抗凝固療法が禁忌の場合	III	A	D	V

薬物治療抵抗性：少なくとも1種類のI群またはIII群抗不整脈薬が無効
AF：心房細動

（不整脈非薬物治療ガイドライン（2018年改訂版）表63）

表23-2　心不全を伴う心房細動に対するカテーテルアブレーションの推奨とエビデンスレベル

	推奨クラス	エビデンスレベル	Minds推奨グレード	Mindsエビデンス分類
低心機能を伴う心不全（HFrEF）を有するAF患者の一部において，死亡率や入院率を低下させるためにカテーテルアブレーション治療を考慮する	IIa	B	B	II

（2021年JCS/JHRSガイドラインフォーカスアップデート版不整脈非薬物治療 表12）

✎ **まとめ**

　本例のような有症候性,薬剤抵抗性発作性心房細動はアブレーションのよい適応である(推奨クラスI,表23-1).本例では抗不整脈薬投与後にアブレーションを検討することとなったが,抗不整脈薬投与前の段階で,つまり第一選択治療としてアブレーションを検討することも勧められる(推奨クラスIIa,表23-1,図15).診察でみつけた有症候性心房細動症例に対して,抗不整脈薬によるリズムコントロール治療と経過観察を行うのが困難な場合には,抗不整脈薬投与前にアブレーション施行施設に今後の治療方針決定目的で紹介しても問題ない.

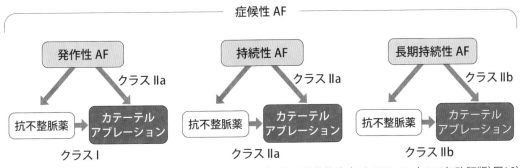

(不整脈非薬物治療ガイドライン(2018年改訂版)図16)

図15　症候性心房細動の持続性に基づくリズムコントロール治療のフローチャート

Case 12 短期持続の持続性心房細動

75歳男性

 症例

　75歳男性．健診で心電図に異常を指摘され精査目的に受診．4年前より糖尿病にて近医に通院加療中であった．受診時の12誘導心電図にて心房細動を認めた．その後の外来受診時およびホルター心電図検査施行中もすべて心房細動であり，洞調律は認めない．通常の生活において動悸はないが，最近，労作時の息切れがひどくなってきたことを自覚している．前医に確認したところ，8ヵ月前の心電図検査は洞調律，1ヵ月前のHbA1cは6.1%であった．

　特記すべき既往歴・家族歴なし．血圧120/68mmHg，脈拍72拍/分，不整．心雑音は聴取せず，胸部X線検査で心拡大は認めない．

治療・管理の考え方

　最長で8ヵ月間持続する心房細動症例である．CHADS$_2$スコアは少なくとも2点（年齢，糖尿病）であり，まずは抗凝固療法を開始すべきである．

　本例で最近認める労作時の息切れを心房細動の症状と判断するかは，医師の判断による．症候性心房細動と考えるとアブレーションの適応は推奨クラスIIa，無症候性心房細動と考えると推奨クラスIIbとなる（表23-1）．心房細動ではその持続年数と左房拡大の程度（傷害の程度）がアブレーションの成功率に大きく関与する．持続年数の長い，特に5年以上持続する症例や左房が著しく拡大した症例（心エコーにて左房径50mm以上）では，成功率は50%程度と低い．逆に本例のように8ヵ月程度と持続期間が比較的短ければ，発作性心房細動に対するアブレーションと同程度の成功率が得られる可能性が高い．

　症状を有する発作性心房細動症例および持続1年以内の心房細動症例に対し，抗不整脈薬投与を試みずにアブレーションを第一選択治療とすることはともに推奨クラスIIaとされている（図15）．したがって，患者にアブレーション治療を説明し，もしその希望があれば施行施設に紹介すべきである．

まとめ

　本例のように心房細動の持続期間が短い場合，特に著明な左房拡大のない場合にはアブレーション後，長期にわたり洞調律が維持されることも多い．アブレーション施行施設に紹介し，精査後に施行するかどうかの判断をしてもらうことが望ましい．

　持続性心房細動症例では症状が乏しい，あるいは無症状のことも多い．また，全身倦怠感や息切れなど加齢にともなう症状との区別がつきにくく，無症状と思われても，洞調律化によりこれらの症状が改善することを多く経験する．判断に迷う場合には，電気的除細動で洞調律に復帰させた後に症状が明らかに改善すれば，患者にとっても洞調律維持のためにアブレーションを選択する根拠となる．

　本例ではアブレーションを第一選択治療とすることは推奨クラスIIaとなっており，比較的積極的に施行を考えてよい（表23-1，図15）．アブレーション施行施設では通常，適応があるかどうかを術前に検討する．心エコーで著明な左房拡大を認めた場合にはアブレーションを施行しないでQRS拍数を整える，いわゆるレートコントロールとすることもある．したがって，紹介する際には，患者には心エコーなどの術前検査を踏まえてアブレーションを施行するかどうか判断することになることを伝えておくことが望ましい．

Case 13

持続性心房細動，心不全

72歳男性

 症例

　72 歳男性．高血圧に対して他院で内服加療中．1.5 年程前から労作時の呼吸苦と脈不整感を認め，6 ヵ月前から症状の増悪を認めた（ニューヨーク心臓協会 [NYHA] 心機能分類 III）ため受診した．心電図検査で頻脈性心房細動を認めた（この 5 年間に心電図検査は受けていない）．抗凝固療法を開始し，その後にリズムコントロール（洞調律に戻す）目的でベプリジル 100mg/日を投与するも心房細動は持続．レートコントロール（QRS 拍数を 110 拍/分以下程度に減少させる）目的に β 遮断薬を投与するも（図 16A），呼吸苦の著明な改善は認めなかった．胸部 X 線写真上，心拡大を認め（51％，図 16B），血漿 BNP 濃度は 266 pg/mL（正常 18.4 pg/mL 以下）と上昇していた．

治療・管理の考え方

　1.5 年以上続く長期持続性心房細動で，心房細動が心不全に関与している可能性が高い．長期持続性心房細動に対するカテーテルアブレーション（以下，アブレーション）施行は，抗

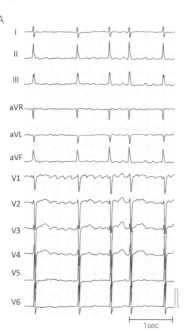

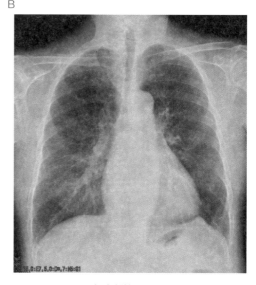

心胸郭比　51%

図 16　受診時の 12 誘導心電図（頻脈性心房細動）と胸部 X 線写真（心拡大）

不整脈薬投与の有無にかかわらず，推奨クラスIIbである（表23-1，図15）．アブレーションの適応を考える場合には心不全（左室機能低下）の有無は考慮する必要はない（推奨クラスIIa）．

本例は，労作時の呼吸苦の増悪を主訴に受診したが，抗不整脈薬による除細動は無効で，その後のレートコントロールでも心不全の著明な改善は認めず，心拡大と血清脳性（B型）ナトリウム利尿ペプチド濃度高値を認めている．したがって，アブレーション施行施設に紹介し，アブレーション施行の判断をしていただくことが望ましい．左室駆出率（LVEF）が低下した心不全（HErEF）症例で死亡率を低下させるためにアブレーション治療を考慮することは推奨クラスIIaである（表23-2）．

まとめ

心不全患者において心房細動の存在が予後の悪化につながることが報告されており，心不全があるからこそ，洞調律を維持する意味が大きい[13]．しかし，薬物による洞調律維持では，レートコントロールと比較しても心房細動合併心不全患者の予後を改善しないことも示されている[14]．

心房細動合併心不全患者ではアブレーションによる洞調律維持率がアミオダロンに比して有意に高く（70%対34%），その結果，QOLと死亡率の有意な改善が得られたと報告されている[15]．また，心房細動合併心不全患者の予後に与える影響をアブレーションと薬物治療（レートまたはリズムコントロール）で比較したCASTLE-AF研究[16]では，アブレーション群では再発が比較的多かったにもかかわらず，全死亡および心臓死は薬物治療群の約半分と有意な予後改善効果が確認された．これらの結果をふまえ，心不全をともなう心房細動患者におけるアブレーション治療は，心不全の有無にかかわらず同じ適応レベルを適用することが推奨されている．

本例はアブレーション施行施設にて心エコー上，LVEFの低下（< 30%），全周性の壁運動低下，および左房径の中等度拡大（45mm）を認め，アブレーション（拡大肺静脈隔離術と三尖弁輪-下大静脈間ブロックライン作成）を施行した．術後，ベプリジル100mg/日を投与し経過観察となった．3年間洞調律が維持され，症状と検査結果は著明に改善している（表24）．

本例のように心房細動から洞調律に復することで心機能が改善し，心不全が消失する症例も存在する．心不全をともなう心房細動患者において，アブレーションは予後改善効果が期待できる選択肢である．

表24 アブレーション前から3年後までの臨床経過

	アブレーション前	1ヵ月後	1年後	3年後
NYHA 心機能分類	III	I	I	I
血漿 BNP 濃度（pg/mL）	266	40	15	6
心胸郭比（%）	51	41	40	37
左房径（mm）	45	40	38	37
LVEF（%）	30	62	66	68

長期持続性心房細動，無症状，左房拡大著明

65歳男性

 症例

65歳男性．健康診断で心電図異常を指摘され，精査目的に来院．心電図検査にて心房細動を認めた．日常生活に支障はなく，症状を認めない．心疾患を含め明らかな既往症もない．患者の話では，50歳頃より健診を受ける度に心房細動を指摘されていたが，今まで症状がなかったため放置していたとのこと．同時期より高尿酸血症にて近医に定期通院していたとのことで問い合わせたところ，同院で年に1度記録されていた心電図もすべて心房細動であった．

血圧120/80mmHg，脈拍72拍/分，不整．心雑音は聴取せず，胸部X線検査で心拡大は認めない．心エコー上，左室駆出率は68％で壁運動異常は認めなかったが，左房径は58mmと著明に拡大していた．

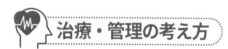 治療・管理の考え方

無症候性長期持続性心房細動である．症例13（持続性心房細動，心不全）でも述べたが，長期持続性心房細動に対するアブレーション施行は，たとえ症状があったとしても推奨クラスIIbである（表23-1，図15）．本例はまったく症状もなく，左心機能は正常であるが，心房細動持続期間は約15年ときわめて長く，左房は著明に拡大している．アブレーションの成功率は低いと考えられ，積極的にアブレーション施行を勧めるべき症例ではない．ただ，このような説明を行った後にも患者がアブレーションを希望する場合，あるいは診察結果で施行の適否に少しでも迷うようであれば，アブレーション施行施設に紹介し，精査後に施行の判断をしてもらえばよいと考える．

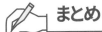 **まとめ**

　心房細動の持続年数と心房拡大（心房筋傷害）の程度はアブレーション後の成功率に影響する．持続年数の長い，特に5年以上持続する症例や左房の著しく拡大した症例（特に50mm以上）に対するアブレーションの成功率は低いことが知られている．

　本例では，心房細動のおおよその持続年数がわかり，心エコー検査などにて心機能や心房拡大の程度をみているが，心房細動の持続年数，心機能，心房拡大の程度の情報がなく，アブレーション施行の適否を迷うような場合にもアブレーションに関して説明し，患者の同意が得られれば専門施設に紹介すればよい．

 症例

64歳男性．1ヵ月前より脈不整感を時々感じていたため受診．

既往歴：62歳時に下壁心筋梗塞，心不全（現在，利尿薬も含め内服薬にて通院加療中）．特記すべき家族歴なし．血圧124/78mmHg，脈拍72拍/分，不整，意識清明，胸部聴診：心雑音や肺ラ音認めず．受診時（頻拍）の12誘導心電図を示す（図17A）.

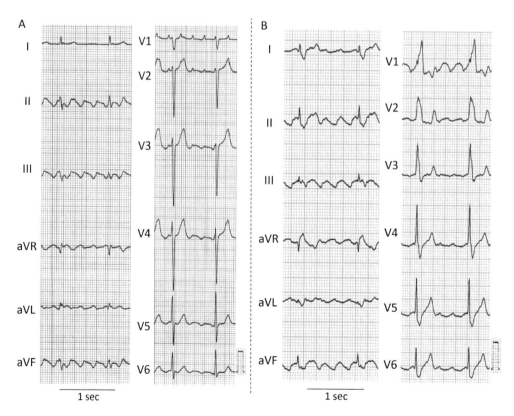

図17　通常型心房粗動の12誘導心電図
A：三尖弁輪反時計方向回転（本例の受診時心電図）　B：三尖弁輪時計方向回転

治療・管理の考え方

　心電図上，下壁誘導（II・III・aVF）に等電位線がなく，ゆっくり下り，急峻に立ち上がる鋸歯状波（F波）を認める．F波はV₁誘導で陽性，V₆誘導で陰性であり，三尖弁輪を反時計方向に旋回する，典型的な通常型心房粗動である（図17A）．通常型心房粗動では心室への伝導比は2：1，あるいは4：1と偶数比となることが多く，本例では心室への伝導比は4：1で，QRS拍数は約70拍/分と速くなかったため，動悸などの症状が乏しかったと考えられる．

　本例は心筋梗塞と心不全の既往があり，利尿薬を服用しており，心機能の低下もあると考えられる．このように器質的心疾患を有し，心機能低下をともなう通常型心房粗動においては，カテーテルアブレーション（以下，アブレーション）が勧められる（推奨クラスIIa，表25）．

　心房粗動に対してNa⁺チャネル遮断薬などの抗不整脈薬投与を行う場合，抗コリン作用を有する薬剤（ジソピラミドなど）では房室伝導促進作用から心室拍数が増加して2：1または1：1房室伝導による循環不全をきたす可能性があり，投与前に非ジヒドロピリジン系Ca拮抗薬（ジルチアゼム/ベラパミル），β遮断薬，あるいはジギタリスの静注投与により房室伝導を抑制しておくことが推奨されている．ただ，本例は陳旧性心筋梗塞と心機能低下を認めているため，Na⁺チャネル遮断薬（IA，IC群）は投与すべきではない（表30[p.66]参照）．

表25　通常型心房粗動に対するカテーテルアブレーションの推奨とエビデンスレベル

	推奨クラス	エビデンスレベル	Minds推奨グレード	Mindsエビデンス分類
有症候性か薬物によるレートあるいはリズムコントロールが困難な通常型AFL	I	B	B	I
AFに対するアブレーション施行中に，AFLが誘発されるか，以前に通常型AFLの記録がある場合	I	B	B	II
AFに対する薬物治療中に出現した通常型AFL	IIa	B	B	III
症状はないが，器質的心疾患を有し，心機能低下をともなう通常型AFL	IIa	C	B	IVa
AF以外の他の頻拍に対するカテーテルアブレーション治療中に偶然誘発された通常型AFL	IIa	C	C1	VI
薬物によるレートあるいはリズムコントロールを必要とする通常型AFL	IIa	C	C1	VI
症状はないが，再発性の通常型AFL	IIb	C	C1	V

AFL：心房粗動

（不整脈非薬物治療ガイドライン（2018年改訂版）表60）

✎ まとめ

通常型心房粗動は，三尖弁輪を旋回するマクロリエントリー頻拍である．本例のような反時計方向回転の場合と時計方向回転の場合があり，反時計方向のものが多い．時計方向回転の心房粗動は心電図上，F波は下壁誘導とV_6誘導で陽性，V_1誘導で陰性を呈する（図17B，図18）．通常型心房粗動は三尖弁輪と下大静脈間の解剖学的峡部（CTI）に線状焼灼を行い，ブロックラインを作成することで根治が可能である．

心房粗動のアブレーション手技は比較的容易であり，安全性や治療効果も薬物治療に優る．心機能低下をともなう症例では心房粗動は心不全増悪の原因となりうるため，有症候性はもちろんのこと，無症状であっても積極的に適応を検討する．無症候性で再発性のものに関しても，適応を考慮してもよい（表25）．

なお，心房細動に対するNa^+チャネル遮断薬治療中に心房粗動が出現することがある．この場合の心房粗動は，CTIにおける薬剤効果の特殊性から，反時計回転の通常型心房粗動が大部分を占める．したがってCTI線状焼灼と抗不整脈薬の継続により病態の改善が期待できるが，経過観察中に心房細動の再発が少なからず認められる．このような心房細動に対するNa^+チャネル遮断薬治療中に出現した心房粗動に対しても，アブレーションが勧められる（推奨クラスIIa，表25）．また，有症候性心房細動に対しては，それに対するアブレーションも考慮する（表23-1 [p.44]）．

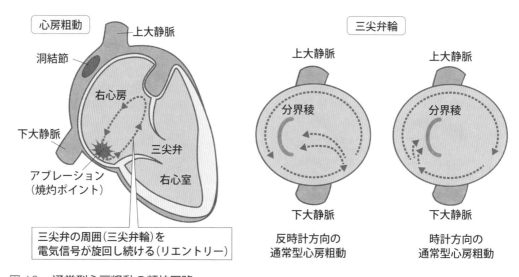

図18　通常型心房粗動の頻拍回路

発作性上室頻拍 32歳女性

症例

　32歳女性．生来健康．2時間前より突然の動悸を認め受診．1年ほど前より，月に1，2度同様の動悸発作を認めるようになった．動悸は労作と関係なく突然発症し，規則正しく，停止も自覚できるとのこと．眼前暗黒感や失神は認めない．また，動悸発作はいきむ，あるいは息こらえすると止まることがあるとのこと．

　特記すべき既往歴・家族歴なし．血圧118/70mmHg，脈拍140拍/分，整，胸部聴診では心雑音や肺ラ音認めず．胸部X線写真異常なし．心電図検査後，診察するまでの間に頻脈は自然停止した（図19）．心雑音は聴取せず，胸部X線検査で心拡大は認めない．

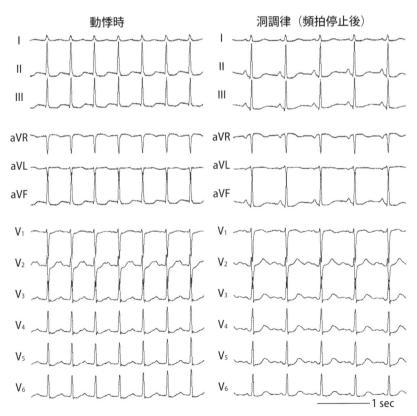

図19　動悸時と洞調律時の12誘導心電図
動悸時のQRS波形は洞調律時のQRS波形とほぼ一致しており，QRS幅も狭い．

治療・管理の考え方

　症状を有する発作性上室頻拍である．頻拍時の心電図のQRS波形は洞調律時のQRS波形とほぼ一致しており，上室起源の頻拍であることがわかる（上室起源の頻拍では房室結節以下の興奮伝導様式は洞調律時と変わらないため，QRS波形は原則的に洞調律時と同一である．これに対して心室頻拍では心室興奮伝導様式が洞調律時と異なるため，心室頻拍のQRS波形は洞調律時のQRS波形と明らかに異なり，その幅も広いことが多い）．

　本例では反復する規則正しい頻拍（narrow QRS tachycardia）を認めており，副伝導路を介する房室リエントリー頻拍，房室結節リエントリー頻拍，心房頻拍，心房粗動，洞結節リエントリー頻拍がその原因として考えられる（表26）．

　本例は再現性を持って息こらえにより頻脈が停止していることから，房室結節が頻拍回路の一部と成っていると推測され，房室リエントリー頻拍あるいは房室結節リエントリー頻拍である可能性が高い．ただし，房室リエントリー頻拍ではQRS波から少し離れた位置に逆行性のP波（心房興奮）を認めることが多い．これに対して房室結節リエントリー頻拍（通常型）では心室興奮と心房興奮がほぼ同じ時相で起きるため，QRS波直後に逆行性P波を認める，あるいはP波がQRS波と完全に重なり認識できないことが多い．本例では頻拍時の心電図で明らかなP波を認めないことより，通常型房室結節リエントリー頻拍の可能性が高いと考えられる．

　発作性上室頻拍の停止目的で，まず息こらえ（バルサルバ手技）を試みて，無効である場合にはアデノシン三リン酸（ATP）を急速静注する（図20，表27）．ATPは房室結節の伝導を一時的に抑制することにより発作性上室頻拍を停止させる．心房頻拍・心房粗動との鑑別にも有用であり，保険適用はないものの日常診療では多く使用されている．ただし，気管支攣縮をきたすことがあるので気管支喘息患者に使用してはならない．

　ATPが無効もしくは停止が得られてもすぐに再発してしまう場合には，非ジヒドロピリジン系Ca拮抗薬であるベラパミルやジルチアゼムの静脈投与が有効である．頻拍の停止にIA群，IC群抗不整脈薬の静脈投与が有効であることが多いが，前述の非ジヒドロピリジン系Ca拮抗薬で停止しない場合は，専門施設に紹介する．（図20，表27）．

表26　上室頻拍の分類

A　脈が規則正しい場合
副伝導路を介する房室リエントリー頻拍（房室結節を順行性に，副伝導路を逆行性に旋回） 房室結節リエントリー頻拍 心房頻拍 心房粗動（房室伝導比［F波に対するQRS波の比］が常に一定［たとえば4：1伝導］の場合） 洞結節リエントリー頻拍 洞性頻脈
B　脈が不規則である場合
心房細動 心房粗動（房室伝導比が一定でない場合）

有症候性の房室リエントリー頻拍，房室結節リエントリー頻拍，心房頻拍，心房粗動ではカテーテルアブレーション（以下，アブレーション）が推奨される（いずれも推奨クラスI）（表9 [p.15]，27〜29）．また，洞結節リエントリー頻拍は心電図上，QRS波の前に明らかなP波を認め，その波形が洞調律時とほぼ同じ形を呈することが特徴であり，本例では心電図所見より否定される（洞結節リエントリー頻拍も繰り返す場合には薬物療法あるいはアブレーションの適応であり，専門医への紹介が勧められる）．本例はアブレーション施行施設に紹介することが最善策と考えられる．

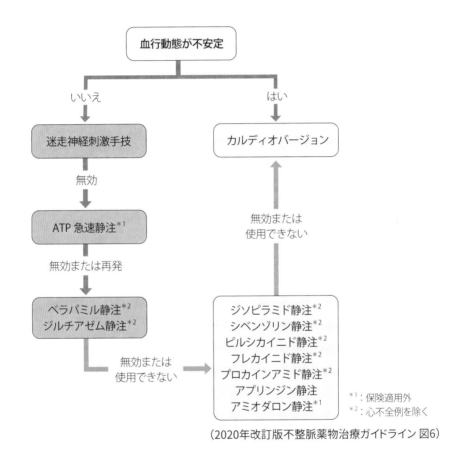

（2020年改訂版不整脈薬物治療ガイドライン 図6）

図20　narrow QRS を示す発作性上室頻拍停止のフローチャート

表27　narrow QRS を示す発作性上室頻拍停止の推奨とエビデンスレベル[*1]

	推奨 クラス	エビデンス レベル	Minds 推奨 グレード	Minds エビデンス 分類
迷走神経刺激手技	I	B	B	II
ATP の急速静注投与[*2]	I	A	A	I
血行動態が不安定，もしくは薬物治療に抵抗性を示す患者に対するカルディオバージョン	I	C	B	IVa
ベラパミルまたはジルチアゼムの静脈内投与[*3, *4]	IIa	A	B	I
上記薬剤が無効または使用できない患者に対するプロカインアミド，ジソピラミド[*4]，シベンゾリン[*4]，アプリンジン，ピルシカイニド[*4]，フレカイニド[*4]，アミオダロン[*2]の静脈内投与	IIb	C	C1	V
発作頻度が少ない患者に対する発作停止に有効であった抗不整脈薬の発作時頓服	IIb	C	C1	IVb

[*1]：wide QRS を示す発作性上室頻拍のうち，逆方向性房室回帰頻拍による場合は，ATP，ベラパミル，ジルチアゼ
　　　ム，β遮断薬は避け，プロカインアミド，フレカイニドなどの I 群抗不整脈薬の投与を行う（推奨クラス IIa，エ
　　　ビデンスレベル C，Minds 推奨グレード C1，Minds エビデンス分類 V）
[*2]：保険適用外
[*3]：洞調律時に顕性 WPW 症候群を認める場合は推奨クラス IIb
[*4]：心不全が疑われる場合は投与を避ける

（2020年改訂版不整脈薬物治療ガイドライン 表15）

表28　房室結節リエントリー頻拍に対するカテーテルアブレーションの推奨とエビデンスレベル

	推奨 クラス	エビデンス レベル	Minds 推奨 グレード	Minds エビデンス 分類
症状を有する AVNRT	I	B	A	II
頻拍発作の心電図が確認されている患者で，電気生理検査で頻拍が誘発されず，二重房室結節伝導路のみが認められた場合	IIa	C	C1	V
他の頻拍に対する電気生理検査またはカテーテルアブレーション治療中に偶然誘発された AVNRT	IIa	C	C1	V

（不整脈非薬物治療ガイドライン（2018年改訂版）表58）

表29　心房頻拍に対するカテーテルアブレーションの推奨とエビデンスレベル

	推奨クラス	エビデンスレベル	Minds推奨グレード	Mindsエビデンス分類
症状を有する巣状興奮型，再発性の心房頻拍	I	C	B	IVa
頻繁に再発するインセサント型心房頻拍	I	C	B	IVa
頻拍誘発心筋症の原因と考えられる心房頻拍	I	C	B	IVb
心室機能低下を有する器質的心疾患にともなう心房頻拍	IIa	C	C1	V
症状を有する巣状興奮型心房頻拍で薬物治療が有効な場合	IIa	C	C1	VI

（不整脈非薬物治療ガイドライン（2018年改訂版）表61）

まとめ

　前述のように規則正しい発作性上室頻拍の多くは，アブレーションにより根治可能である．アブレーション施行施設に紹介し，施行するかどうかの判断をしてもらうことが望ましい．

　病歴上，明らかな動悸発作を認め，規則正しく，かつその停止を自覚している場合，発作性上室頻拍が存在する可能性が高い．通常の心電図やホルター心電図にて記録がとらえられなくても，繰り返す場合にはアブレーション施行施設への紹介が望ましい．また，明らかに不規則な動悸発作が存在する場合には，期外収縮や発作性心房細動がその原因として頻度が高く，不規則な頻脈発作を頻回に認める場合にもアブレーション施行施設に紹介してよいと考える．心房細動発作の場合，発症は自覚していても，停止は自覚していないことが多い．そのまま寝てしまったら翌朝には治っていたという病歴もよく聞かれる．

　本例は血行動態が保たれ，心不全症状も認めていなかった．ただし診察時に明らかに血圧が低下している，あるいは明らかな心不全症状を認める場合も，状態が安定後にアブレーションを検討することとなるため，本例と同様にアブレーション施行施設に紹介してよいと考える．

WPW症候群　　18歳男性

症例

　18歳男性．健診の心電図検査で異常を指摘され受診．特記すべき既往歴・家族歴なし．血圧114/62mmHg，脈拍64拍/分，整，胸部聴診異常なし．受診時（頻拍）の12誘導心電図を示す（図21）.

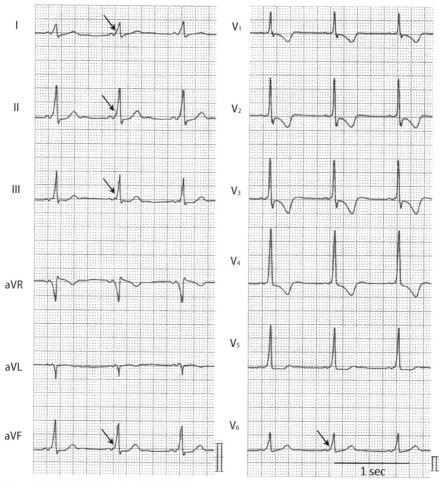

図21　WPW症候群の12誘導心電図
洞調律時にデルタ波（矢印），PQ時間短縮，QRS幅増大を認める．

治療・管理の考え方

12誘導心電図で洞調律時にデルタ波, PQ時間短縮, QRS幅増大を認めており (図21), 顕性WPW症候群と診断される. 副伝導路を有する症例では洞調律時に通常の房室結節からと副伝導路からの2ヵ所より心室の興奮伝幡が始まる (図22). 副伝導路を介する心室興奮のほうが, 房室結節を介するよりも早く心室筋の一部を興奮させる. その興奮によりデルタ波が生じ, PQ時間は短縮し, QRS幅は延長する. 本例のデルタ波の極性はII, III, aVF誘導で陽性であり, V_1誘導でR波が高いことから, 左室前側壁に副伝導路が存在することが推定される (図21).

顕性WPW症候群の心電図を有する患者で頻拍時の心電図記録ができていない場合には, 頻脈 (動悸) 発作の有無とその性状を聞くことが大切である. 反復する頻脈発作の既往がある顕性WPW症候群の症例では, ①持続する速い動悸が規則正しい場合は副伝導路を介した房室リエントリー頻拍が発作性上室頻拍の原因として考えられる. 頻拍時の心電図波形は規則正しい頻拍を呈し, QRS波形は洞調律と同じである (図22B). バルサルバ手技 (深吸気の状態で, 息を止めたままいきむ) や冷たい水を飲む迷走神経刺激で頻拍が停止しない場合には, アデノシン三リン酸 (ATP) 急速静注あるいは非ジヒドロピリジン系Ca拮抗薬 (ベラパミル, ジルチアゼム) 静注により房室結節の伝導を強く抑制することで頻拍の停止が可能である.

これに対して, ②持続する速い動悸が明らかに不規則である場合には心房細動が考えられる. 顕性WPW症候群に心房細動が生じると, 心房の速い興奮が副伝導路を介してどんどん心室に伝わるため, 心室細動を惹起して突然死することがある. 頻拍時の心電図でQRS間隔は不規則 (絶対性不整脈) であり, デルタ波の極性は同一であるが, QRS幅の狭いものから広いものまで混在する (偽性心室頻拍, 図22C). 心室が副伝導路を介してのみ興奮する場合, デルタ波とQRS幅は最大となる. 逆に副伝導路を介しての心室興奮はまったくなく, 通常の房室結節を介した心室興奮のみの場合には, QRS波はもっとも狭く, その波形は洞調律時と同一となる.

心房細動時に血圧が低下しショック状態の場合は, ただちに電気的除細動を行うが, 血圧が保たれている場合は, 副伝導路の伝導を抑制するNa^+チャネル遮断薬 (ピルシカイニド, シベンゾリンなど) を血圧低下に留意しながら緩徐に静脈投与する. 非ジヒドロピリジン系Ca拮抗薬やジゴキシン製剤投与は房室結節の伝導を抑制し, 副伝導路を介した心室興奮を促進するため心房細動時には禁忌である.

顕性WPW症候群で動悸発作を認める患者で, 頻拍が房室リエントリー頻拍か, 心房細動かの確認ができていない場合, 動悸が明らかに不規則である場合は, 頻拍の予防には非ジヒドロピリジン系Ca拮抗薬ではなくNa^+チャネル遮断薬を用いる方が安全である.

WPW症候群に対するカテーテルアブレーション (以下, アブレーション) の適応を表9 (p.15) に示す. 副伝導路に関連する頻拍発作を認める症例や心房細動を有する症例ではアブレーションが勧められる (推奨クラスI).

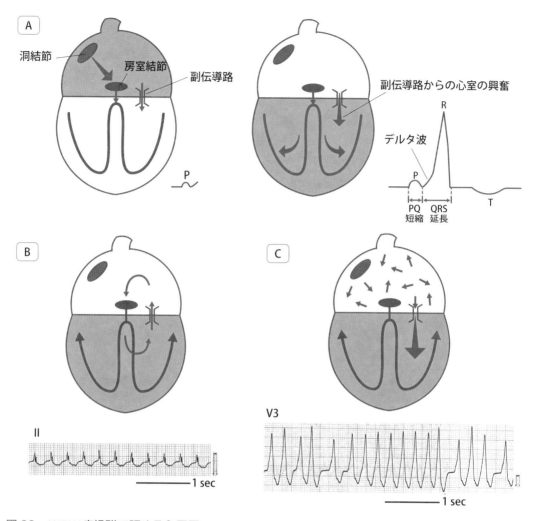

図22　WPW症候群で認める心電図

A：顕性WPW症候群の洞調律時の心室興奮様式. 副伝導路を有する症例では通常の房室結節からと副伝導路からの2ヵ所より心房から心室への興奮伝幅が始まる. 副伝導路を介する心室興奮のほうが房室結節を介するよりも早く心室筋の一部を興奮させる. その興奮によりデルタ波が生じ, PQ時間は短縮し, QRS幅は延長する.

B：房室リエントリー頻拍. 房室結節より心室へ伝わった興奮が, 副伝導路を介して心房に伝わり, さらに心室へ伝わるリエントリー回路を形成する.

C：心房細動. 心房細動波が副伝導路より次々と心室へ伝わり, QRS拍数の多い頻拍となる.

✎ まとめ

　一般的に無症候性WPW症候群の患者は予後良好である（突然死発生率年間0.05～0.2%[17]）．症状よりも副伝導路の短い順行性有効不応期が心室細動発症の危険因子である．心停止の既往のある患者の順行性有効不応期は220ms未満であり，米国では心臓電気生理検査で副伝導路の順行性不応期が240ms未満の場合には無症状でも高リスク群とし，アブレーションが考慮される．早期興奮をともなう心房細動（いわゆる偽性心室頻拍）の際に最短RR間隔が250ms未満の場合には，症状の有無にかかわらず高リスク群と考え，アブレーションが考慮される（推奨クラスIIa, 表9 [p.15]）．一方，一過性にデルタ波が消失する間欠性WPW症候群の場合には心室細動をきたすリスクは低く，リスク層別化の重要な所見となる．

　アブレーション未施行のWPW症候群患者では，平均22ヵ月の観察期間で1.5%に心室細動が発症し，そのうち87%が無症候性であったという報告[18]がある．このようなリスクや心房細動発症の可能性を勘案し，副伝導路に関連する頻拍はないが，患者が治療を希望する場合にはアブレーションを考慮する（推奨クラスIIb, 表9）．ただし，アブレーション治療の有益性と危険性について患者に十分説明することが重要である．

　心房から心室への伝導は認めないが，心室から心房への伝導は可能である副伝導路が存在する．この場合，洞調律時には副伝導路を介した心室の興奮は認めないため，心電図上，顕性WPWで認める特徴は認めず，副伝導路の存在を確認することは不可能である（潜在性副伝導路）．潜在性副伝導路の場合も頻拍時に心房—房室結節—心室—副伝導路—心房の順に興奮が旋回する順行性房室リエントリー頻拍は起こりうる．潜在性副伝導路を介する房室リエントリー頻拍は発作性上室頻拍の中の代表的な不整脈の1つであり，症状を有する場合，アブレーションが勧められる（推奨クラスI, 表9）．

Column　カテーテルアブレーション施行後の就学・就労

● 就学

　カテーテルアブレーション（以下，アブレーション）に成功した場合には，就学に対する制限は基本的にはない．ただし，先天性心疾患術後，拡張型心筋症，肥大型心筋症など器質的心疾患を有する症例で，不整脈に対するアブレーション治療を行った場合には，原疾患の心不全の程度により，就学可能か否かが異なる．アブレーションに成功し，心機能に問題がない例では就学に問題はない．

● 就労

　上室不整脈や基礎心疾患のない心機能の保たれた心室不整脈患者のアブレーション術後においては，その後の経過観察で動悸・失神などの症状再発や，心電図などによる諸検査で再発を疑わせる所見がなければ，特殊な職業を除き就労について妨げるべきものではない．また，心房細動アブレーション術後患者の就労についても，術後の定期的な経過観察で心房細動の再発が認められなければ，特別な就労規制は必要としない．

　しかし公共交通機関の職業運転士など，不整脈発作によって人命に関わる重大な事故につながる可能性のある職種（他者および自己を含め人命に危険を及ぼす可能性のある職種，あるいは特殊な職場環境での就労）については，根治率の高い不整脈に対するアブレーション術後であっても，その就労の可否については医学的見地のみで判断できないことがあり，企業の産業医などの意見を加味したうえで個々に対応すべきである（不整脈非薬物治療ガイドライン（2018年改訂版）第6章非薬物治療後の就学・就労参照）．

Case 18 心電図で心室期外収縮を認めるが基礎心疾患なし 50歳女性

❤ 症例

　50歳女性．毎年の健康診断で心室期外収縮を指摘されていたが，経過観察となっていた．本年は頻発する心室期外収縮を指摘され（図23），近医を受診した．軽い動悸症状を訴えることはあるものの，息切れ・めまい・失神発作の症状はない．ホルター心電図を施行したところ，総心拍数 109,042/日のうち心室期外収縮は 22％であったが，3連発以上のものはなかった．心室期外収縮は日中に多く出現していたが，夜間にもみられた．心エコー図検査では左心機能は正常で，弁膜症も認められなかった．

💗 治療・管理の考え方

　日常診療や健康診断でもっとも多く遭遇する心室期外収縮の1つとして，流出路型心室期外収縮があげられる．本例の12誘導心電図での心室期外収縮は左脚ブロック右軸偏位

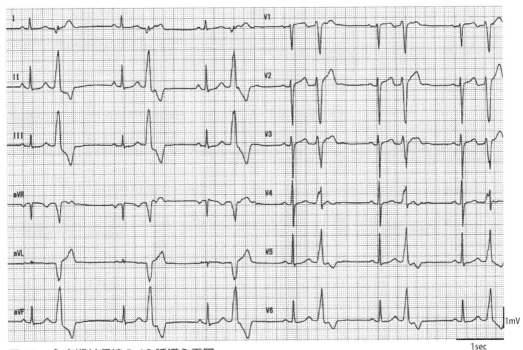

図23　心室期外収縮の12誘導心電図
心室期外収縮は下方軸，左脚ブロック波形を呈する．

（下方軸）で，R/Sの移行帯はV₃/V₄であり，右室流出路起源が疑われる.

　症状は無症状から強い動悸症状を訴える場合まであり，幅広い. 薬物治療の適応は自覚症状の強さと心室期外収縮の出現頻度を考慮して決定する. 心室期外収縮が1万拍/日以上（もしくは総心拍数の10％以上），QRS幅が150ms以上，終日出現する心室期外収縮を認める場合では，心室期外収縮誘発性心筋症のリスクがあるため治療対象となる.

　ホルターの心室期外収縮のトレンドグラフで日中に出現する日内変動パターンを呈する場合や，精神的緊張時に出現する場合にはβ遮断薬が有効な場合がある（表30）. またCa拮抗薬やI群抗不整脈薬が有効な症例もあるが，実際には予防効果の推測は難しく，トライアンドエラーで薬剤選択を行うことも多い（図24）. 薬効評価は短時間の12誘導心電図では不十分であり，ホルター心電図を施行することが望ましい.

表30　心室期外収縮に対する薬物治療の推奨とエビデンスレベル

	推奨クラス	エビデンスレベル	Minds推奨グレード	Mindsエビデンス分類
器質的心疾患のない症候性心室期外収縮患者に対するQOL改善を目的としたβ遮断薬やCa拮抗薬の投与	IIa	B	B	II
心室期外収縮頻発による心筋症患者に症状や左室機能改善を目的としたβ遮断薬やアミオダロンの投与	IIa	B	B	III
心筋梗塞後の心室期外収縮患者に対してIA群，IC群抗不整脈薬の投与	III	B	D	II

（2020年改訂版不整脈薬物治療ガイドライン 表13）

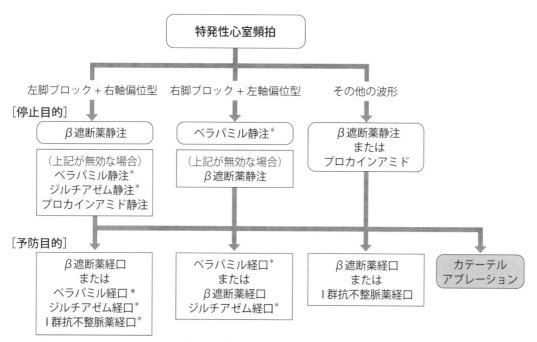

静注薬は緩徐に投与する. 経口薬は少量から漸増する.　　　　（2020年改訂版不整脈薬物治療ガイドライン 図23）
＊：保険適用外

図24　特発性心室頻拍の停止および予防目的で使用される薬物の選択のフローチャート

本例では，β遮断薬が無効であり，患者がカテーテルアブレーション（以下，アブレーション）を希望した．この場合，心室期外収縮に対するアブレーションは推奨クラスIである（表31）．患者に薬物治療・非薬物治療の有効性と危険性についてインフォームドコンセントを行い，治療を決定する．

表31 心室期外収縮・非持続性心室頻拍に対するカテーテルアブレーションの推奨とエビデンスレベル

	推奨クラス	エビデンスレベル	Minds推奨グレード	Mindsエビデンス分類
反復する特発性多形性 VT や特発性 VF の契機になっている PVC で，薬物治療が無効または副作用のため使用不能な場合	I	B	B	V
症状や心機能低下の原因と考えられる頻発性 PVC（1 日総心拍数の約 10％以上）で，薬物治療が無効または副作用のため使用不能な場合，あるいは患者が薬物治療を希望しない場合	I	B	A	I
症状を有する特発性右室あるいは左室流出路起源の PVC で，薬物治療が無効または副作用のため使用不能な場合，あるいは患者が薬物治療を希望しない場合	IIa	B	C1	III
PVC，NSVT が原因で心臓再同期療法のペーシング率が低下して十分な効果が得られず，薬物治療が無効または副作用のため使用不能な場合	IIa	B	B	IVa
NSVT に対して ICD 治療が頻回に作動し，薬物治療が無効または副作用のため使用不能な場合	I	B	A	IVa
症状を有する流出路以外の起源の特発性 PVC で，薬物治療が無効または副作用のため使用不能な場合，あるいは患者が薬物治療を希望しない場合	IIb	B	C1	IVb
無症状の右室あるいは左室流出路起源の特発性 NSVT で，薬物治療が有効または未使用でも，患者が薬物治療よりもカテーテルアブレーション治療を希望する場合	IIb	C	C1	VI
器質的心疾患にともなう頻発性 PVC で，薬物治療が有効または未使用でも，患者が薬物治療よりもカテーテルアブレーション治療を希望する場合	IIa	B	B	IVb

VT：心室頻拍，VF：心室細動，PVC：心室期外収縮，NSVT：非持続性心室頻拍

（不整脈非薬物治療ガイドライン（2018年改訂版）表72）

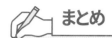 **まとめ**

　器質的心疾患のない患者に生じる持続性心室頻拍にまで至らない流出路起源の心室期外収縮は，多くの患者で緊急性はないものの，年齢や生活環境の変化などにより出現頻度が増加する可能性がある．健診などで年に1度は心電図検査を行い，必要に応じてホルター心電図を施行し，心室期外収縮の経時的推移をみていくことが大切である．

　また，症状に変化はなくとも，胸部X線で心胸郭比が拡大してきた場合や，採血検査で脳性（B型）ナトリウム利尿ペプチド（BNP）・N末端プロ脳性（B型）ナトリウム利尿ペプチド（NT-proBNP）が増大してきた場合には，心室期外収縮の出現頻度が増加している可能性が考えられ，ホルター心電図を再検査し，心エコー図検査で心機能を評価することが重要である．治療としては，薬物治療以外にアブレーションはその根治も期待できる有用なオプションとなる．

　頻発する心室期外収縮による症状を反復して認める場合，アブレーションは有力な治療である．有症候性の頻発する心室期外収縮（1日総心拍数の約10％以上）症例では，薬物治療が無効または副作用のため使用不能な場合，あるいは患者が薬物治療を希望しない場合，アブレーションが勧められる（推奨クラスI，表31）．診察結果を患者に説明し，アブレーションを希望する場合には施行施設へ紹介する．また，特発性でなく，明らかな器質的心疾患を有する（たとえば陳旧性心筋梗塞）症例に認める心室期外収縮でも，アブレーションの適応は同様に推奨クラスIである．

　本例のように心室期外収縮のQRS波形が単一であれば，その起源は1ヵ所と考えられ，アブレーションによる根治が期待できる．これに対して心室期外収縮のQRS波形を複数認める場合は，その起源は複数存在する可能性があり，複数箇所のアブレーションが必要となる場合には成功率が低下する可能性がある．

　本例のような流出路起源心室期外収縮の場合は他の起源の心室期外収縮に比べてアブレーションの成功率は高い．したがって，心室期外収縮が頻回でなくても，薬物治療が無効または副作用のため使用不能な場合，あるいは患者が薬物治療を希望しない場合，アブレーションが勧められる（推奨クラスIIa，表31）．

Case 19 有症候性心室期外収縮，多形性心室頻拍（流出路起源）　58歳男性

症例

　58歳男性，生来健康．1ヵ月前より時々，日中に数秒間の動悸とふらつきを認めたため来院．失神はなし．心電図異常を指摘され精査目的に受診した．特記すべき既往歴・家族歴なし．

　血圧130/74mmHg，脈拍64拍/分，不整，胸部聴診では心雑音や肺ラ音認めず．胸部写真異常なし．心拡大は認めない．

　12誘導心電図では心室期外収縮を認めた（図25上）．24時間ホルター心電図検査では総心拍数は99,654/日で，頻回の心室期外収縮（13,041/日，総心拍数の13.7％）を認めた．心室期外収縮の形は同一で，1日中生じていたが，特に朝の8〜10時，12〜13時に3，4連発の非持続性心室頻拍を14回認めた（拡大図，図25下）．この際一致して同様の短い動悸を自覚していた．数日後に再受診したが，同様の症状が続いており，心電図では同じQRS波形を有する心室期外収縮の散発を認めた．

治療・管理の考え方

　心室期外収縮が連発し，頻拍を呈する場合，頭部への血流低下によりふらつきやめまい，時に失神を呈することがある．本例の心室期外収縮波形は下方軸（下壁誘導 [II, III, aVF]，R波）＋左脚ブロック波形を呈し，症例18と同様にその起源は右室流出路と推測される．本例では非持続性心室頻拍に一致して短い動悸を認めており，これはいつも起きている動悸と同じものであることが確認された．またホルター心電図の拡大記録（図25下）で4連の非持続性心室頻拍を認めた．非持続性心室頻拍は2拍目以降のQRS波形が変化している多形性心室頻拍であり，1拍目のQRS波形は頻回に認める単発する心室期外収縮と同一であった．本例の記録を詳細に確認したところ，非持続性心室頻拍はすべて多形性であり，1拍目〜4拍目の形は同一であった．また，多形性心室頻拍の1拍目のQRS波形は単発する心室期外収縮波形と同一であった．

　以上より，本例では非持続性心室頻拍がふらつきの原因である可能性が高い．また，非持続性心室頻拍の1拍目と単発する心室期外収縮波形が同一であり，この心室期外収縮が非持続性心室頻拍のトリガーとなっている可能性が高く，心室期外収縮を標的としたカテーテルアブレーション（以下，アブレーション）が心室期外収縮，心室頻拍に対して有効である（推奨クラスI，表31）．しかも本例では心室期外収縮の数も1日総心拍数の約10％

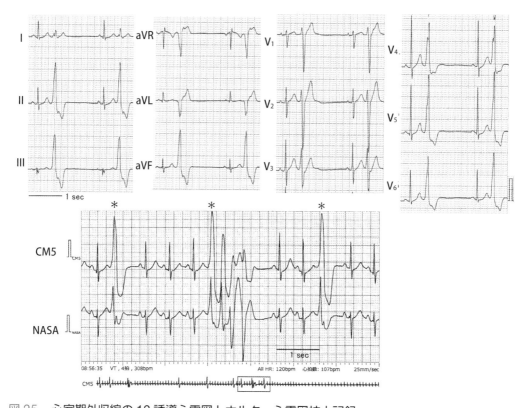

図25　心室期外収縮の12誘導心電図とホルター心電図拡大記録

心室期外収縮は下方軸，左脚ブロック波形を呈する．心室期外収縮と多形性心室頻拍の1拍目のQRS波形（＊）は同一である．

以上と多く，心室期外収縮を標的とするアブレーションが勧められる（推奨クラス I，表31）．心室頻拍の出現に一致してふらつきを認めており，アブレーション施行施設へすみやかに紹介すべきである．

①反復する特発性多形性心室頻拍や特発性心室細動の契機になっている心室期外収縮で，薬物治療が無効または副作用のため使用不能な場合，あるいは②症状や心機能低下の原因と考えられる頻発性心室期外収縮症例で，薬物治療が無効または副作用のため使用不能な場合，あるいは患者が薬物治療を希望しない場合には，ともにアブレーションが勧められる（いずれも推奨クラスI，表31）（多形性心室頻拍のアブレーションの適応に関しては表32も参照）.

本例では薬物治療を試みていないが，ふらつきを認めており，持続性心室頻拍がさらに持続する場合，失神あるいは心室細動への移行で突然死する可能性もある．したがって，本例のような心室期外収縮がトリガーとなっている多形性心室頻拍で，ふらつき，失神などの重篤な症状も有する症例では，薬物治療を行わずアブレーションを施行することも多い．特に心室期外収縮波形から推測される心室期外収縮の起源が本例のように右室流出路である場合，アブレーションにより心室期外収縮，心室頻拍が根治できる可能性が高い．

特発性心室細動やshort-coupled variant of torsade de pointes（きわめて短い連結期の心室期外収縮から生じる倒錯型多形性心室頻拍）は，同じQRS波形を示す心室期外収縮から発生することが多い．近年，その起源が左室，あるいは右室の遠位プルキンエ組織であり，その部位に対するアブレーションで心室細動が抑制可能なことが報告された．また，ブルガダ症候群，QT延長症候群においても心室細動を惹起する心室期外収縮に対するアブレーションの有用性も報告されている．さらに急性および陳旧性心筋梗塞後の症例でも正常心筋と梗塞層の境界領域のプルキンエ線維起源の心室期外収縮から多形性心室頻拍，および心室細動が惹起されることがあり，アブレーションが有効と報告されている．しかし，その長期成績は不明であり，予後の観点からICDのバックアップは必要である．

なお，本例のように器質的心疾患を認めない症例で常に同じ形の心室期外収縮から，多形性心室頻拍・心室細動をきたす症例も報告されている．このような症例でも，頻拍の第1拍目の心室期外収縮を焼灼すれば心室頻拍および心室細動が消失し，予後も良好なことが報告されている．

本例はアブレーションが施行され，右室流出路後壁の焼灼で心室期外収縮，非持続性心室頻拍は消失した．その後1年が経過したが，再発は認めない．器質的心疾患は認めず，心機能も良好であり，ICD植込みは行っていない．

表 32 多形性心室頻拍・心室細動に対するカテーテルアブレーションの推奨とエビデンスレベル

	推奨クラス	エビデンスレベル	Minds推奨グレード	Mindsエビデンス分類
右室流出路あるいは末梢プルキンエ線維起源の PVC を契機とする反復性の特発性多形性 VT あるいは特発性 VF において，薬物治療が無効または副作用のため使用不能な場合	I	B	B	V
末梢プルキンエ線維起源の PVC を契機とする反復性の虚血性多形性 VT あるいは VF において，心筋虚血改善治療に反応せず，薬物治療が無効または副作用のため使用不能な場合	IIa	B	B	V
ブルガダ症候群において，VF 発作が頻回で，薬物治療が無効または副作用のため使用不能な場合	IIb	C	C1	V
心筋炎，アミロイドーシス，弁膜症，非虚血性心筋症，QT延長症候群，早期再分極症候群，カテコラミン誘発性多形性VT を基礎疾患とし，右室流出路あるいは末梢プルキンエ線維起源の PVC を契機とする反復性の多形性 VT あるいは VF において，薬物治療が無効または副作用のため使用不能な場合	IIb	C	C1	V

VT：心室頻拍，PVC：心室期外収縮，VF：心室細動

（不整脈非薬物治療ガイドライン（2018年改訂版）表70）

Case 20 左室特発性心室頻拍 18歳男性

 症例

　18歳男性，生来健康．2時間前より動悸を認め来院．3年ほど前より同様の動悸発作を認めるようになった．以前，旅行先で動悸が止まらないため最寄りの病院でベラパミル点滴を受け，停止したことがある．

　特記すべき既往歴・家族歴なし．血圧108/68mmHg，脈拍170拍/分，整．胸部聴診では心雑音や肺ラ音認めず．胸部写真は異常なし．胸部X線検査で心拡大は認めない．心電図にて頻拍を認めた．頻拍は息こらえでは停止せず，ベラパミル緩徐静注にて停止した．頻拍時と停止後（洞調律）の12誘導心電図を示す（図26）．

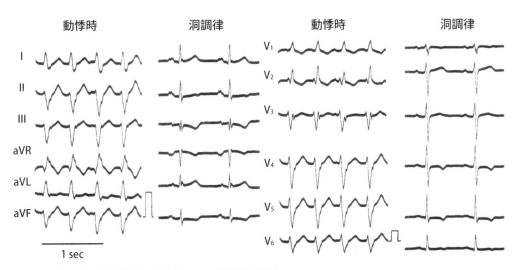

図26　動悸時と停止後（洞調律）の12誘導心電図
動悸時のQRS波形は左軸偏位，右脚ブロック波形を呈する．

治療・管理の考え方

　Wide QRS tachycardiaの症例である．頻拍時の波形は洞調律時と明らかに異なり，QRS幅は広く，左軸偏位＋右脚型ブロック波形を呈している．頻拍中にQRS波形の変化のない単形性頻拍で，ベラパミルにより頻拍は停止した．診察上，明らかな器質的心疾患は認めず，左軸偏位＋右脚型ブロック波形の心電図波形，ベラパミルで停止可能であることから，左脚後枝付近に起源を有するベラパミル感受性特発性心室頻拍が第一に考えられる．患者が薬物治療よりもカテーテルアブレーション（以下，アブレーション）治療を希望する場合には施行施設に紹介するべきである（推奨クラスⅠ，表33）．

表33　**単形性持続性心室頻拍 に対するカテーテルアブレーションの推奨とエビデンスレベル**

	推奨クラス	エビデンスレベル	Minds 推奨グレード	Minds エビデンス分類
症状を有する特発性持続性 VT で，薬物治療が有効または未使用でも，患者が薬物治療よりもカテーテルアブレーション治療を希望する場合	Ⅰ	B	B	Ⅲ
無症状あるいは症状が軽微な特発性持続性 VT で，薬物治療が有効または未使用でも，患者が薬物治療よりもカテーテルアブレーション治療を希望する場合	Ⅱa	B	B	Ⅳb
器質的心疾患をともなうインセサント型単形性 VT あるいは電気的ストームで，薬物治療が無効または副作用のため使用不能な場合	Ⅰ	C	C1	Ⅳb
症状を有する虚血性心疾患にともなう単形性持続性 VT で，薬物治療が無効または副作用のため使用不能な場合	Ⅰ	B	A	Ⅱ
虚血性心疾患にともなう単形性持続性 VT で，ICD の植込み後に抗頻拍治療が頻回に作動する場合	Ⅰ	B	A	Ⅱ
虚血性心疾患にともなう単形性持続性 VT で，ICD の初回植込み術周術期	Ⅱa	B	B	Ⅱ
アミオダロン内服中の虚血性心疾患における単形性持続性 VT の再発	Ⅰ	B	A	Ⅱ
非虚血性心筋症にともなう単形性持続性 VT で，薬物治療が無効または副作用のため使用不能な場合	Ⅱa	B	B	Ⅳa
脚間・脚枝間リエントリー性頻拍	Ⅰ	C	A	Ⅴ

VT：心室頻拍，ICD：植込み型除細動器

（不整脈非薬物治療ガイドライン（2018年改訂版）表69）

まとめ

　単形性持続性心室頻拍に対するアブレーションの推奨に関して，症状を有する特発性持続性心室頻拍で，薬物治療が有効または未使用でも，患者が薬物治療よりもアブレーションを希望する場合はアブレーションが推奨される（推奨クラス I，表33）．

　特発性左脚後枝領域心室頻拍のQRS波形は，右脚ブロック型・上方軸（左軸偏位，あるいは北西軸）を示す．左脚後枝付近の心内膜壁に沿うように存在する小さな肉柱や乳頭筋近傍におけるプルキンエ・ネットワークが本頻拍の回路形成に重要であり，異常プルキンエ組織と正常のプルキンエ組織を含んだマクロリエントリーと考えられている．本頻拍はベラパミル感受性があることが多い．同様の頻拍は左脚前枝領域から起きることもあり，その場合，心電図は右脚ブロック＋右軸偏位を呈する．

　本例では，鑑別診断として発作性上室頻拍の変行伝導（頻脈で右脚ブロック型を呈する）の可能性もある．しかしながら，変行伝導で右脚ブロックと左脚前枝ブロック（左軸偏位）の2枝ブロックの波形を呈することはまれである．また，発作性上室頻拍の変行伝導で，本例のように V_5，V_6 誘導でR波よりも振幅の大きなS波を呈することもきわめてまれである．たとえ発作性上室頻拍であったとしても，アブレーションが推奨される（いずれも推奨クラス I）（表9，28，29，31，32）．したがってアブレーション施行施設へ紹介することが望ましい．

Case 21 陳旧性心筋梗塞，ICD植込み後

66歳女性

症例

　66歳女性．3年前に急性心筋梗塞を発症し，冠動脈ステント植込み術を施行した．2年前に持続性心室頻拍を発症し，植込み型除細動器（ICD）植込み術を施行されていた．この際，アミオダロン内服が開始されたが，間質性肺炎を発症したため中止となった．心エコー検査で前壁中隔～心尖部に心室瘤を認め，左室駆出率は28％であった．アミオダロン中

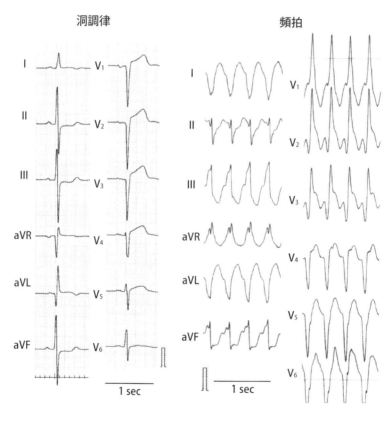

図27　洞調律時と頻拍時の12誘導心電図

洞調律時の心電図ではaVL，V_1～V_3誘導に異常Q波，V_4，V_5にpoor R/S progressionの所見を認め，前壁中隔～側壁心筋梗塞が疑われる．頻拍時のQRS波形は洞調律とまったく異なり，その幅は広い．さらに北西軸，V_1誘導はRr波形でその幅が≧40ms，V_6誘導がQSパターンと心室頻拍を示唆する所見を認める．

止後は通常の診療・投薬はかかりつけ医にて行われていた．１週間前より動悸とそれにともなうICD作動（除細動）を自覚するようになった．本日朝より，動悸とそれにともなうICD作動を５回認めたため，かかりつけ医を受診した．胸痛や眼前暗黒感は認めない．

　特記すべき家族歴なし．血圧 94/68mmHg，脈拍 170 拍/分，整，意識清明，胸部聴診では心雑音や肺ラ音を認めず．２週間前の受診時（洞調律）と今回の受診時（頻拍）の12誘導心電図を示す（図27）．

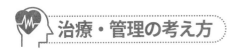
治療・管理の考え方

　Wide QRS tachycardiaの症例である．洞調律時の心電図ではV$_1$～V$_3$誘導およびaVL誘導に異常Q波とV$_4$，V$_5$誘導のR波増高不良（rSパターン）を認め，陳旧性前・側壁梗塞の所見を呈する．頻拍時の波形は単形性であり，洞調律時のものとまったく異なり，その幅は広く右脚ブロック型波形で北西軸を呈する．心筋梗塞と持続性心室頻拍の既往があり，ICDも挿入されていることから，持続性心室頻拍であることが考えやすい．意識清明で血行動態も安定していること，心室頻拍とともにICDの適切作動による除細動が頻回に起きており，心室頻拍ストームの状況であることが推測される．すみやかにICD植込み施設に紹介することが望ましい．安静や薬物治療で心室頻拍の抑制が困難であれば，カテーテルアブレーション（以下，アブレーション）を検討する（推奨クラスI，表33）．

まとめ

　QRS幅の広い頻拍，いわゆるwide QRS tachycardiaでは心室頻拍と上室頻拍との鑑別が重要であり，心電図波形の詳細な検討で両者の鑑別はある程度可能である[19]．本例では，北西軸であること，V$_1$誘導がRr波形でその幅が≧ 40msであること，V$_6$誘導がQSパターンであることなど，上室頻拍よりも心室頻拍を強く示唆する所見を認めている．

　虚血性心疾患にともなう単形性持続性心室頻拍で，ICDの植込み後に抗頻拍治療が頻回に作動する場合はアブレーションが推奨される（推奨クラスI，表33）．心室頻拍の機序はリエントリーであることが多く，アブレーションによりその発症を抑制できることが多い．

　本例は，ICD植込み施設に入院後，安静，抗不整脈薬点滴，人工呼吸器管理で心室頻拍の抑制ができず，最終的に人工呼吸器管理下にアブレーションを施行した．左室前壁，側壁，および心尖部と広範囲に心筋傷害を示唆する低電位領域を認め，その内部に存在するリエントリー回路の緩徐伝導路に対して焼灼を施行した．その後心室頻拍発症はなく，人工呼吸器管理を脱して退院した．６年間外来経過観察中であるが，持続性心室頻拍の再発は認めていない．

3枝ブロック失神　82歳男性

 症例

　82歳男性．失神を主訴に来院した．失神には誘因や前兆，体位の関連もなく，原因は不明であった．心エコーは肥大や壁運動異常は認めず，左室駆出率60％で正常範囲であった．

　既往歴・家族歴に特記すべきものなし．血圧120/82mmHg，脈拍52拍/分，整．胸部聴診異常なし．胸部写真心拡大なく，その他に明らかな異常所見なし．受診時の12誘導心電図を示す（図28）．

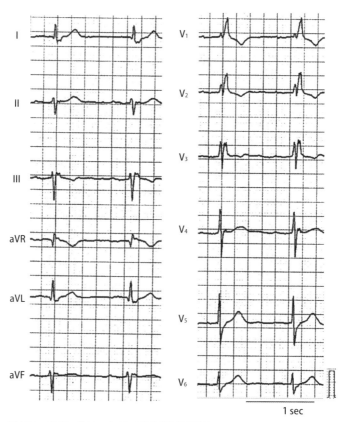

図28　3枝ブロックの12誘導心電図

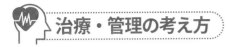

治療・管理の考え方

　心室の刺激伝導系はおおまかに右脚，左脚前枝，左脚後枝の3枝から構成される（図29）．これらのうち，2つの伝導が途絶したものが2枝（2束）ブロックであり（図30上，図30Cは心電図上，左脚主幹部ブロックとの鑑別はできない），3枝すべての伝導が途絶すると完全房室ブロックとなるが，1枝が不完全ブロックに留まる（心電図上，1度あるいは2度の房室ブロックを示す）場合（図30下）は3枝（3束）ブロックである．さらに，まれではあるが，①右脚ブロック＋左脚ブロックの交代性ブロック（同一症例で右脚ブロックと左脚ブロックの両方が出現），②右脚ブロックと左脚前枝と後枝の交代性ブロック（同一症例で右脚ブロックに加え，左脚前枝ブロックと後枝ブロックの両方が出現）も3枝ブロックに含まれる．

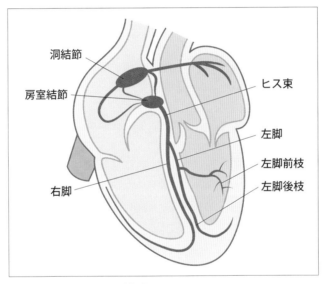

図29　刺激伝導系の模式図

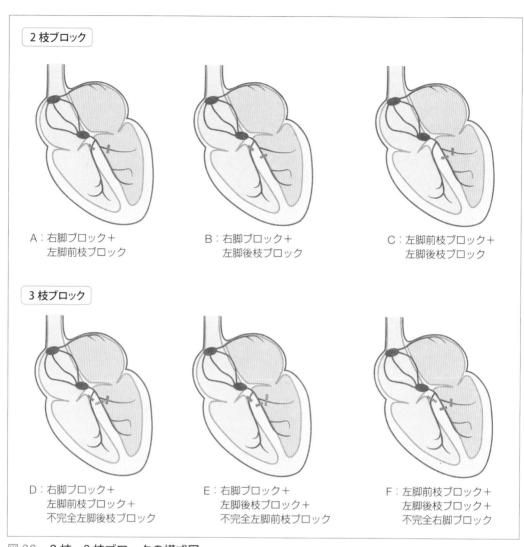

2枝ブロック		
A：右脚ブロック＋ 左脚前枝ブロック	B：右脚ブロック＋ 左脚後枝ブロック	C：左脚前枝ブロック＋ 左脚後枝ブロック

3枝ブロック		
D：右脚ブロック＋ 左脚前枝ブロック＋ 不完全左脚後枝ブロック	E：右脚ブロック＋ 左脚後枝ブロック＋ 不完全左脚前枝ブロック	F：左脚前枝ブロック＋ 左脚後枝ブロック＋ 不完全右脚ブロック

図30　2枝・3枝ブロックの模式図

　本例は，心電図上洞調律，左軸偏位，QRS幅は154msと幅広く，V₁誘導はrsR'パターン，下壁誘導（II，III，F）はrSパターンであり，完全右脚ブロックと左脚前枝ブロックを認める．さらに，PQ時間は310msと1度房室ブロックを認め，左脚後枝の伝導も低下している，すなわち右脚ブロック＋左脚前枝ブロック＋不完全左脚後枝ブロックの3枝ブロックの状態であることがわかる．本例での心電図の読影法を図31に示す．左脚後枝は前枝に比べて短く，厚く，太いために障害されにくく，3枝ブロックでは本例のように右脚ブロック＋左脚前枝ブロック＋不完全左脚後枝ブロック（1～2度房室ブロック）を呈するものが多い．3枝ブロック時の12誘導心電図波形のおもな特徴を表34に示す．

　本例では心電図上，3枝ブロックの所見を認めている．心エコーは正常で，虚血を疑わせる所見もないが，3枝ブロックは房室結節ではなくヒス束以下の伝導障害の可能性が高いため，2度房室ブロック以上の高度房室ブロックの存在，ならびに虚血性心疾患などの基礎心疾患の有無の検索を目的に，循環器専門施設に紹介するべきである．

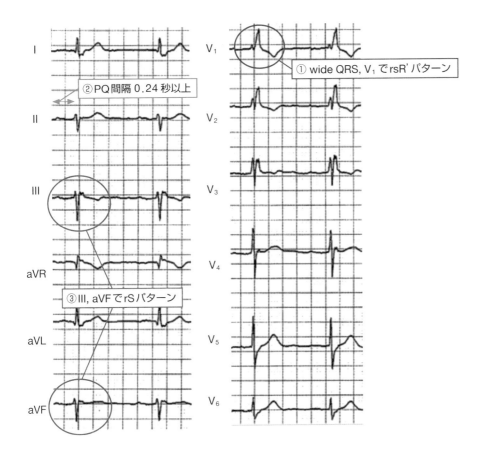

図31　本例の心電図の読み方
①右脚ブロック（wide QRS, V₁でrsR'パターン），②左軸偏位（Ⅲ，aVFでrSパターン），
③１度房室ブロック（PQ間隔が0.24秒以上）を認めており，３枝ブロックの所見を認める．

　なお，通常の１度房室ブロックは大部分が房室結節であり，臨床的には問題にならない
ことが多いが，本症例のように３束ブロックの場合はヒス束以下の障害が原因であるので，
注意を要する．

表34　3枝のブロック時の12誘導心電図波形のおもな特徴

ブロック数	部　位	心電図所見
1枝ブロック	右脚ブロック	● QRS幅≧120 ms ● V₁- rsR', rsR' パターン ● I, V₆- S波＞40 ms
	左脚ブロック	● QRS幅≧120 ms ● I, aVL, V₅, V₆- 幅の広いノッチを有するR波 ● I, V₅, , V₆- q波なし
	左脚前枝ブロック	● 左軸偏位（−45°〜−90°） ● III, aVF- rS パターン ● I, aVL- qR パターン
	左脚後枝ブロック	● 右軸偏位（90°〜180°） ● III, aVF- qR パターン ● I, aVL- rS パターン
2枝ブロック	右脚ブロック＋左脚前枝ブロック	● 右脚ブロック＋左軸偏位 ● II, III, aVF- rS パターン
	右脚ブロック＋左脚後枝ブロック	● 脚ブロック＋右軸偏位 ● II, III, aVF- qR パターン
3枝ブロック	● 上記の2枝ブロック＋I度〜II度房室ブロック あるいは ● 完全左脚ブロック＋I度〜II度房室ブロック	

表35　2枝および3枝ブロックに対するペースメーカ適応の推奨とエビデンスレベル

	推奨クラス	エビデンスレベル	Minds推奨グレード	Mindsエビデンス分類
慢性の2枝または3枝ブロックがあり，第2度モビッツII型，高度もしくは第3度房室ブロックの既往のある場合	I	B	A	IVa
交代性脚ブロックを認める場合	I	B	B	IVa
慢性の2枝または3枝ブロックがあり，投与不可欠な薬剤の使用が房室ブロックを誘発する可能性の高い場合	I	C	B	V
慢性の2枝または3枝ブロックとウェンケバッハ型第2度房室ブロックを認め，失神発作の原因として高度の房室ブロック発現が疑われる場合	I	C	B	V
慢性の2枝または3枝ブロックがあり，失神発作をともなうが原因が明らかでないもの	IIa	C	C1	V
慢性の2枝または3枝ブロックがあり，器質的心疾患を有し，電気生理検査によりヒス束以下での伝導遅延・途絶が証明された場合	IIa	C	C1	V
慢性の2枝または3枝ブロックがあり，電気生理検査でヒス束以下での伝導遅延・途絶の所見を認めるが，器質的心疾患のないもの	IIb	C	C1	V

（不整脈非薬物治療ガイドライン（2018年改訂版）表8）

まとめ

　心電図で3枝ブロックを認めた場合，房室ブロックによる症状の有無と基礎心疾患の有無を確認することがきわめて大切である．前失神や失神を疑うような症状があれば，一過性に完全房室ブロックを起こしている可能性が高く，ペースメーカ植込みの適応となる（推奨クラスⅠまたはⅡa，表35）．また，症状はなくとも慢性に2枝および3枝ブロックの所見を認め，モビッツⅡ型以上の高度房室ブロックや完全房室ブロックの既往を有する場合にはペースメーカ植込みが勧められる（推奨クラスⅠ）．交代性脚ブロックは両脚の伝導が同程度に障害されていることを示し，完全房室ブロックに進行する可能性が高いと考えられ，交代性脚ブロックを有する症例もペースメーカ植込みの適応となる（推奨クラスⅠ）．

　2枝ブロックや3枝ブロックは脚ブロックと同様に虚血性心疾患，高血圧，大動脈疾患，先天性心疾患，心室に圧負荷の生じる疾患など基礎心疾患を有する症例で生じやすい．このような症例では広範な障害があると推定されるが，実際には基礎心疾患を特定できない症例も少なからず経験される．本例のように健診で指摘され，その後は特に心イベントなく経過する無症候例もあるが，逆に経過観察中に完全房室ブロック，心室頻拍を発症するなど，重篤な転帰をきたす無症候例もある．したがって，本例のように3枝ブロックを認める例では，失神を疑わせる症状や基礎心疾患が存在しないか確認することが大切である．

　また，受診時の12誘導心電図記録のみではとらえられない間欠性のもの，あるいは心拍依存性の脚ブロックも存在する．ホルター心電図や時に運動負荷心電図検査を行い，モビッツⅡ型以上の高度房室ブロックや完全房室ブロックが存在しないかを確認する必要がある．基礎心疾患の有無の評価は心エコーが有用であり，必要に応じてCT/MRI，心筋RI検査，心臓カテーテル検査などを行う．基礎心疾患がある場合，薬剤負荷や電気生理学的検査を施行してペースメーカ適応を最終的に判断する場合もあり，専門施設への紹介が必要である．

　これらの検索で少なくとも現時点で明らかに高度房室ブロックが存在せず，かつ基礎心疾患を認めない無症候性症例であった場合においても，外来で経過観察，少なくとも年に1度はホルター心電図検査を施行すべきである．

　2枝ブロック・3枝ブロック症例で基礎心疾患を有する症例では，基礎心疾患の病状が予後に大きな影響を与える．したがって，その加療と経過観察も必要である．

Case 23 心臓デバイス関連 感染性心内膜炎 78歳男性

症例

78歳男性. 発熱を主訴に来院した. 5年前に陳旧性心筋梗塞による心室細動があり, 二次予防目的に植込み型除細動器(ICD)が植込まれている. 半年前から7kgの体重減少があり, 1ヵ月前からICD下縁が露出していたが, 特に生活に支障がなかったため受診はしていなかった. 前日から体調不良を訴え, 今朝38℃に発熱したため, 家族に伴われ受診した.

身長168cm, 体重60kg. 血圧130/70mmHg, 脈拍100拍/分, 体温39.1℃. 身体所見上, 左前胸部のICD留置部分の下縁が露出しており, 露出部を中心にICD留置部に熱感・腫脹・発赤を認めた.

治療・管理の考え方

本例では, ICD留置後, 露出部からの感染によって菌血症をきたしたことが疑われ, 心臓デバイス関連感染性心内膜炎(CDRIE)が考えられる. 発熱もあり, 緊急な対応が必要と考えられるため, 早急に専門医への紹介が望ましい.

CDRIEの治療は起炎菌により異なるが(2021年JCS/JHRSガイドラインフォーカスアップデート版不整脈非薬物治療参照), 原則は抗菌薬の継続的投与と, リードを含むデバイスの完全抜去である. 抗菌薬の投与は, 血液培養を行った後デバイスを抜去する前に開始し, デバイス抜去後も少なくとも2週間, 必要に応じて4～6週間は継続する.

本例も, デバイス感染として全デバイス・リード抜去が推奨される(表36). 血液培養採取後, 抗菌薬をすみやかに開始のうえでデバイス全抜去可能な施設への紹介が望ましい. デバイス抜去後の経過に関し, デバイス感染の既往がある例では, 再植込み術を行った場合に感染を再発するリスクが高い. このため, 再植込みを行う前に, その必要性について検討することが求められる(表37).

再植込み術の時期について明確なエビデンスはないが, 感染再発のリスクを避けるためにも, 抗菌薬治療により十分な感染コントロールが得られた時期に行うべきである. 再植込み術の前には, 白血球数やC反応性蛋白などの炎症マーカーが鎮静化し, 血液培養が陰性になっていることを確認する必要がある. 再植込み術までの対応として, 着用型自動除細動器(WCD)装着が望ましいとされる(表38).

本例では, 植込み後から適切作動をきたしてはいないが, 二次予防症例であり, 今後も

ICD留置が必要である．ICD再留置は感染症治療後でなければ行えず，早期の抗菌薬治療とリードを含めたデバイス全抜去が必要であり，その間の心室性不整脈の対応としてWCDが推奨される．

表36　感染症例に対するリード抜去術の推奨とエビデンスレベル

	推奨クラス	エビデンスレベル	Minds推奨グレード	Mindsエビデンス分類
すべてのデバイス感染患者に対して，完全なデバイスおよびリードの抜去	I	B	B	III
リードおよび/またはデバイスへの関与が明らかでなくとも，すべての感染性心内膜炎患者に対して，完全なデバイスおよびリードの抜去	I	B	B	III
他に明らかな感染源がなく，適切な抗菌薬治療によっても持続性または再発性の菌血症または真菌血症である患者に対して，完全なデバイスおよびリードの抜去	I	B	B	III

感染性心内膜炎ガイドライン（JCS2017）において，リード抜去術に関し本ガイドラインと同様の病態についての記載があるが，両者間で一部の推奨クラスが異なっている．これは，感染性心内膜炎ガイドラインが外科的な抜去手技や疣贅についても考慮されていることによるものである．

（不整脈非薬物治療ガイドライン（2018年改訂版）表38）

表37　デバイス抜去後のデバイス再留置に関する推奨とエビデンスレベル

	推奨クラス	エビデンスレベル
デバイス抜去後に，デバイス植込みが臨床的に必要かどうか再評価を行う	I	C
デバイスの再植込み術が必要と判断された症例に対し，抗菌薬治療を継続して血液培養陰性かつ炎症所見が沈静化したのを確認したのちにデバイス植込み術を行う	IIa	C
人工ペースメーカが必要な症例に対し，再植込み手術までの間に対側に一時ペースメーカを留置する	IIb	C
感染デバイス抜去後にルーチンでの一時的ペースメーカの使用	III	C

（感染性心内膜炎の予防と治療に関するガイドライン（2017年改訂版）表34）

表38　WCD の適応の推奨とエビデンスレベル

	推奨クラス	エビデンスレベル	Minds推奨グレード	Mindsエビデンス分類
左室駆出率（LVEF）≦ 35% で，ニューヨーク心臓協会（NYHA）心機能分類 II〜III の心不全症状を有する急性心筋梗塞発症後 40 日以内の症例	IIa	B	B	III
LVEF ≦ 35% で，NYHA 心機能分類 II〜III の心不全症状を有する冠動脈バイパス後または経皮的冠動脈インターベンション後 90 日以内の症例	IIa	B	B	III
LVEF ≦ 35% で，非虚血性急性心不全発症後 90 日以内の症例	IIa	B	B	III
心移植待機条件を満たす非可逆性重症心不全症例	IIa	C	C1	IVa
ICD の適応があるが，他の身体的状況によりただちに手術を行えない症例	IIa	C	C1	IVa
感染などの理由で一時的に ICD を抜去する症例	IIa	C	C1	IVa
ICD による心臓突然死予防を考慮するが，臨床経過観察や予防治療の効果判定が優先される症例	IIb	C	C1	IVb
致死的不整脈の発生リスクが中等度であるが，十分な不整脈監視が行えない入院症例	IIb	C	C1	IVb

（不整脈非薬物治療ガイドライン（2018年改訂版）表45）

 まとめ

　本例ではデバイス露出がありCDRIEの可能性が高いが，症例によっては局所所見が乏しい場合もある．CDRIEを疑った場合，診断の中心は血液培養と心エコー図である．経食道心エコー図検査と，経胸壁心エコー図検査を組み合わせながら，可能なかぎり多断面から見落としのない検査を行うことが推奨される．

除細動機能付き
心臓再同期療法　53歳女性

 症例

　53歳女性．特記すべき既往なし．数ヵ月前から階段昇降時の動悸と息切れが出現し，心配になったため外来を受診した．

　受診時身体所見は身長163 cm，体重55 kg，血圧120/86mmHg，脈拍62 拍/分，SpO_2 100％（室内気），ごく軽度の下腿浮腫を認めた．12誘導心電図（図32）は洞調律，完全左脚ブロック，QRS幅は169 msであった．血液検査では脳性（B型）ナトリウム利尿ペプチド（BNP）が150 pg/mLと上昇しており，胸部X線では心胸郭比60％と拡大していた．心不全を疑い経胸壁心エコー図検査を行うと，左室駆出率（LVEF）は20％と著しく低下していた．

　外来にてβ遮断薬やACE阻害薬/アンジオテンシンII受容体拮抗薬（ARB），MRAを段階的に導入し，BNPはやや低下したが，自覚症状や心機能の明らかな改善は認めなかった．その後，感冒を契機に心不全の増悪を認め，循環器専門施設に紹介となった．

　専門施設で精査を行ったところ冠動脈は正常，心筋生検は非特異的な所見のみであり，心臓サルコイドーシスなどの二次性心筋症は認めず，拡張型心筋症の診断となった．また，入院中のモニター心電図およびホルター心電図は無症状であったが，心室期外収縮と3〜10連発の非持続性心室頻拍を20回/日認めた．

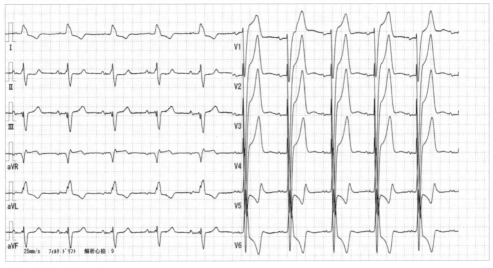

図32　洞調律，完全左脚ブロックの12誘導心電図

治療・管理の考え方

　息切れを契機に診断された，左室収縮力低下症例である．本例はニューヨーク心臓協会（NYHA）心機能分類II程度の心不全症状があり，器質的心疾患のある心不全ステージCと判断できる（図33）．来院時には血圧異常や低酸素血症などの異常所見は認めておらず，心不全症状も軽度である．よって緊急搬送は必要ないと考えられるが，心不全に対する精査や治療介入が必要である（図34）．さらに心機能が低下した心不全（HFrEF，LVEF＜40％）症例であり，β遮断薬，ACE阻害薬/アンジオテンシンII受容体拮抗薬，MRA，利尿薬などの心不全治療薬投与が必要となる．心不全治療薬投与前の段階で，心不全の治療方針決定および基礎心疾患の確認のため，循環器専門施設に紹介してもよい．

　本例は心不全に対する標準的な治療を行ったにもかかわらず，心不全の増悪をきたした難治性心不全症例である．今後，内服薬のみでの著明な心機能の改善は期待できないことから心臓再同期療法（CRT）の適応を，また非持続性心室頻拍も認めていることから，植込み型除細動器（ICD）の適応についても考慮すべきである．

　最適な薬物療法を行ってもLVEF＜35％の心不全患者では，CRTの適応を検討する．本例は，QRS幅＞120msの左脚ブロック波形を呈し，CRTのよい適応である（推奨クラスI，表39）．一方，非左脚ブロック症例ではQRS＞150msの場合，CRT植込みを積極的に考慮する（推奨クラスI）．

　心不全では心房細動を呈する症例も多い．しかし，これまでのCRTの多くの大規模臨床研究は洞調律の心不全症例が対象として行われたものであり，表39は洞調律患者でのCRT適応を示したものである．心房細動を有する心不全症例のCRT適応を表40に示す．

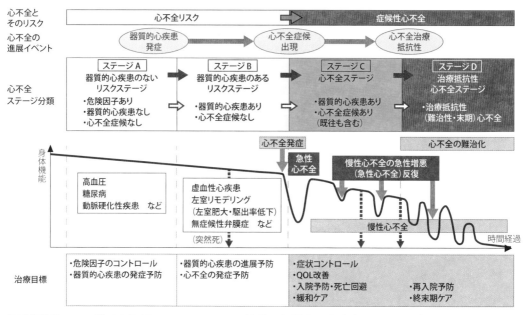

（厚生労働省．2017[20]より改変）

（急性・慢性心不全診療ガイドライン（2017年改訂版）図1）

図33　心不全とそのリスクの進展ステージ

また，心機能低下例や徐脈症例に対してペースメーカが適応となる場合，右室ペーシングにより心房細動や心不全発症が増加することが報告されている．心不全を有し徐脈に対するペースメーカを新たに植込む症例，あるいはすでにペースメーカ/ICDが植込まれており，CRT施行のため新たに左室リードを植込むアップグレード症例のCRT適応を表41に示す．

　上記のように，CRT適応はNYHA心機能分類やQRS波形，QRS幅の程度，調律により検討する（表42）．

　非左脚ブロック波形を有する例でQRS幅が150ms未満の症例，左脚ブロック波形を有する例でQRS幅が120ms未満の症例の中にも，CRT治療により心機能が有意に改善する症例が存在する．このような症例で，詳細な心エコー検査や心臓MRI検査にて同期不全を認めることもある．左室ペーシングリード植込み部位の心筋性状もCRT効果の予測に有用である．同期不全や心筋性状の診断は，外来受診時の心エコー検査である程度可能である．最適な薬物療法を行っているにもかかわらず，心不全（の増悪）を繰り返す心機能低下例では専門施設に紹介し，CRT適応の有無を判断していただくことが望ましい．

　心機能の低下した心不全症例では致死性不整脈の発症も多い．したがって，本例のようなCRT適応のある患者では除細動機能付きのCRT機器（CRT-D）とするか，除細動機能なしでCRTのみ施行する機器（CRT-P）とするかを判断しなくてはいけない．本例は非虚血性心筋症で，十分な薬物療法下にも非持続性頻拍を認めており，一次予防として除細動機能を有するCRT-Dが推奨される（推奨クラスI，表43，図35）．

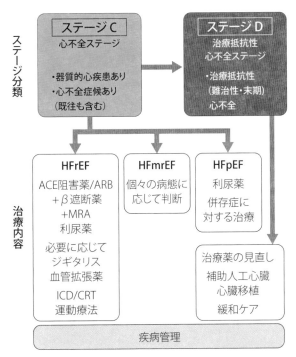

（急性・慢性心不全診療ガイドライン（2017年改訂版）図10）

HFmrEF：LVEFが軽度低下した心不全，HFpEF：LVEFの保たれた心不全

図34　心不全治療アルゴリズム

表 39　NYHA 心機能分類別のCRT 適応の推奨とエビデンスレベル

	推奨クラス	エビデンスレベル	Minds推奨グレード	Mindsエビデンス分類
NYHA 心機能分類 III〜IV				
以下のすべてを満たす患者 ① 最適な薬物治療 ② LVEF ≦ 35% ③ QRS 幅 120 ms 以上の左脚ブロック ④ 洞調律	I	A	A	I
以下のすべてを満たす患者 ① 最適な薬物治療 ② LVEF ≦ 35% ③ QRS 幅 150 ms 以上の非左脚ブロック ④ 洞調律	IIa	B	B	II
以下のすべてを満たす患者 ① 最適な薬物治療 ② LVEF ≦ 35% ③ QRS 幅 120〜149 ms の非左脚ブロック ④ 洞調律	IIb	B	C1	III
NYHA 心機能分類 II				
以下のすべてを満たす患者 ① 最適な薬物治療 ② LVEF ≦ 30% ③ QRS 幅 150 ms 以上の左脚ブロック ④ 洞調律	I	B	B	II
以下のすべてを満たす患者 ① 最適な薬物治療 ② LVEF ≦ 30% ③ QRS 幅 150 ms 以上の非左脚ブロック ④ 洞調律	IIa	B	B	II
以下のすべてを満たす患者 ① 最適な薬物治療 ② LVEF ≦ 30% ③ QRS 幅 120〜149 ms の左脚ブロック ④ 洞調律	IIa	B	B	II
以下のすべてを満たす患者 ① 最適な薬物治療 ② LVEF ≦ 30% ③ QRS 幅 120〜149 ms の非左脚ブロック ④ 洞調律	IIb	B	C1	III
NYHA 心機能分類 I〜IV				
以下のいずれかを満たす患者 ① 慢性疾患による身体機能制限 ② 1 年以上の余命が期待できない症例	III	C	C2	VI

（不整脈非薬物治療ガイドライン（2018年改訂版）表34）

表40 心房細動患者におけるCRT適応の推奨とエビデンスレベル

	推奨クラス	エビデンスレベル	Minds推奨グレード	Mindsエビデンス分類
NYHA 心機能分類 III〜IV				
以下のすべてを満たす患者 ① 最適な薬物治療 ② LVEF ≦ 35% ③ QRS 幅 120 ms 以上の左脚ブロックもしくは QRS 幅 150 ms 以上の非左脚ブロック ④ 高頻度で両室ペーシングが可能な心房細動	IIa	B	B	II
AF 患者の両室ペーシング率をできるかぎり 100% に近づける	IIa	B	B	IVa
頻脈のため房室結節アブレーションが必要である LVEF 低下患者に対する CRT	IIb	B	B	II

（不整脈非薬物治療ガイドライン（2018年改訂版）表36）

表41 ペースメーカ/ICDの適応があるもしくは植込み後の患者に対するCRT適応の推奨と
エビデンスレベル

	推奨クラス	エビデンスレベル	Minds推奨グレード	Mindsエビデンス分類
NYHA 心機能分類 III〜IV				
以下のすべてを満たす患者 ① 最適な薬物治療 ② LVEF ＜ 50% ③ ペースメーカあるいは ICD の適応 ④ 高頻度に心室ペーシングに依存することが予想される場合	IIa	B	B	II
以下のすべてを満たす患者 ① 最適な薬物治療 ② LVEF ≦ 35% ③ 既存のペースメーカあるいは ICD を有し，高頻度に心室ペーシングに依存しており，心不全の増悪をきたした場合	IIa	B	C1	IVa
NYHA 心機能分類 II				
以下のすべてを満たす患者 ① 最適な薬物治療 ② LVEF ＜ 50% ③ ペースメーカあるいは ICD の適応 ④ 高頻度に心室ペーシングに依存することが予想される場合	IIa	B	B	II
以下のすべてを満たす患者 ① 最適な薬物治療 ② LVEF ≦ 35% ③ 既存のペースメーカあるいは ICD を有し，高頻度に心室ペーシングに依存しており，心不全の増悪をきたした場合	IIa	B	C1	IVa
NYHA 心機能分類 I				
以下のすべてを満たす患者 ① 最適な薬物治療 ② LVEF ＜ 50% ③ ペースメーカあるいは ICD の適応 ④ 高頻度に心室ペーシングに依存することが予想される場合	IIb	B	B	II

（不整脈非薬物治療ガイドライン（2018年改訂版）表35）

表 42　CRT に関する適応のまとめ

NYHA 心機能分類	最適な 薬物治療	LVEF（%）	QRS 波形	QRS 幅（ms）	調律	推奨クラス
CRT の適応						
III〜IV	○	≦ 35	LBBB	≧ 120	洞調律	I
	○	≦ 35	非 LBBB	≧ 150	洞調律	IIa
	○	≦ 35	非 LBBB	120〜149	洞調律	IIb
II	○	≦ 30	LBBB	≧ 150	洞調律	I
	○	≦ 30	非 LBBB	≧ 150	洞調律	IIa
	○	≦ 30	LBBB	120〜149	洞調律	IIa
	○	≦ 30	非 LBBB	120〜149	洞調律	IIb
III〜IV	○	≦ 35	LBBB	≧ 120	AF	IIa *
	○	≦ 35	非 LBBB	≧ 150	AF	IIa *
I〜IV	慢性疾患による身体制限，または 1 年以上の余命が期待できない					III

*：高頻度で両室ペーシングが可能な場合

（不整脈非薬物治療ガイドライン（2018年改訂版）表37）

表 43　非虚血性心筋症患者に対する ICD 一次予防適応の推奨とエビデンスレベル

	推奨 クラス	エビデンス レベル	Minds 推奨 グレード	Minds エビデンス 分類
以下のすべてを満たす患者での ICD の使用 ① 非虚血性心筋症 ② 十分な薬物治療 ③ NYHA 心機能分類 II 以上の心不全症状 ④ LVEF ≦ 35% ⑤ NSVT	I	A	B	II
以下のすべてを満たす患者での ICD の使用 ① 非虚血性心筋症 ② 十分な薬物治療 ③ NYHA 心機能分類 II 以上の心不全症状 ④ LVEF ≦ 35%	IIa	B	B	II
以下のいずれかを満たす患者での ICD の使用 ①慢性疾患による身体機能制限 ②余命が 1 年以上期待できない例 ③心移植，CRT，LVAD の適応とならない NYHA 心機能分類 IV の薬物治療抵抗性の重度うっ血性心不全	III	C	C2	VI

（不整脈非薬物治療ガイドライン（2018年改訂版）表16）

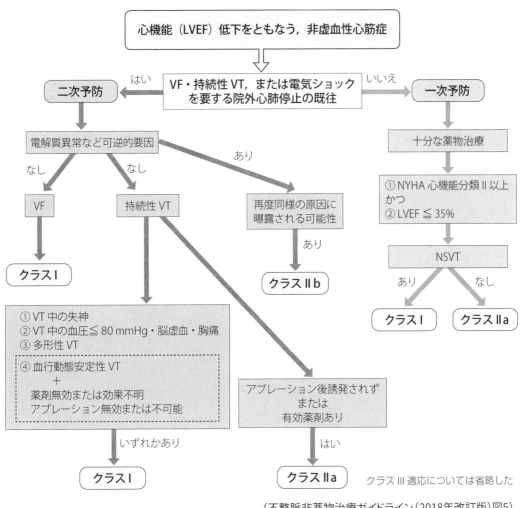

心機能（LVEF）低下をともなう，非虚血性心筋症

はい ← VF・持続性VT，または電気ショック を要する院外心肺停止の既往 → いいえ

二次予防

電解質異常など可逆的要因

なし　　なし　　あり

VF

持続性VT

再度同様の原因に 曝露される可能性

あり

クラスI

クラスⅡb

① VT中の失神
② VT中の血圧 ≦ 80 mmHg・脳虚血・胸痛
③ 多形性VT

④ 血行動態安定性VT
　＋
薬剤無効または効果不明
アブレーション無効または不可能

いずれかあり

クラスI

アブレーション後誘発されず
または
有効薬剤あり

はい

クラスⅡa

一次予防

十分な薬物治療

① NYHA心機能分類Ⅱ以上 かつ
② LVEF ≦ 35%

NSVT

あり　　なし

クラスI　　**クラスⅡa**

クラスⅢ適応については省略した

（不整脈非薬物治療ガイドライン（2018年改訂版）図5）

図35　心機能低下をともなう非虚血性心筋症に対するICDの適応

まとめ

　本例は心不全を合併した完全左脚ブロック，薬物療法に加えCRT-Dの植込みを行った症例である．心機能低下に対して薬物治療が導入されても，心不全症状や心機能が改善しない症例ではCRTやICDの適応となる可能性がある．積極的に循環器専門医への受診を推奨する．

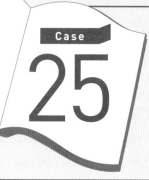

Case 25

肥大型心筋症　18歳男性

症例

　18歳男性. 過去に労作中に1時間ほど持続する前胸部圧迫感を自覚したことがあった. 今回, 野球の練習中に失神し, かかりつけ医を受診した. 父親が心肺停止蘇生後に肥大型心筋症の診断で植込み型除細動器 (ICD) の留置が行われるという家族歴があった. 心電図では左室肥大を示唆する所見を認め, 同日緊急入院となった.

　入院中のモニター心電図で長時間観察を行ったが, 非持続性心室頻拍などの不整脈の出現は認めなかった. エコーでは心室中隔で最大39mmの壁厚と非対称性中隔肥厚を認め, 心臓造影MRIで心室中隔の肥厚部位に遅延造影を認めた. 心筋生検で心筋の錯綜配列を認め, 肥大型心筋症の診断の確定に至った.

　競技スポーツとして野球を行っていたが, リスクが非常に高いことを説明して禁止とし, β遮断薬 (ビソプロロール) の内服を開始した.

治療・管理の考え方

　失神患者に遭遇した場合, 重要なのは病歴聴取である. 表44[21)]に示すような病歴に注意していくが, 今回は労作中・家族歴・肥大型心筋症を疑う左室肥大の心電図所見などが認められた. これらから今回の失神の原因として心原性失神が強く疑われるため, 精査加療目的ですみやかに循環器専門医への紹介が望ましい.

　本例は心原性あるいは原因不明の失神を認めていることから, 突然死予防としてICDの適応が検討される. 2014年ESCガイドライン計算式 (HCM Risk-SCD score) は, コホート研究から導かれた7つの危険因子 (年齢・最大左室壁厚・左房径・最大左室流出路圧較差・心臓突然死の家族歴・非持続性心室頻拍の有無・原因不明の失神) から5年間の突然死リスクを予測するモデルである (図11 [p.36] 参照). 日本人の肥大型心筋症患者でも妥当性の検討が行われている[22)]. 本例では5年間の突然死率は8.55%で, 高リスクと計算される. 左室壁厚30mm以上と主要危険因子もあり, ICDの適応は推奨クラスIIaである.

　また, 若年でありペーシングを要する不整脈もなく, 一次予防であることから表45にある通り, 推奨クラスIIaの適応で皮下植込み型除細動器 (S-ICD) の植込みを行い, 退院となった.

表 44　失神の初期鑑別診断に有用な臨床的特徴

反射性失神
- ◆ 長期にわたる再発性失神，とくに 40 歳以前からの発症
- ◆ 不快な光景，音，におい，疼痛によるストレス後の失神
- ◆ 長時間の立位中の失神
- ◆ 食事中の失神
- ◆ 混雑した，あるいは暑い場所での失神
- ◆ 失神前の自律神経活動による症状：顔面蒼白，発汗，嘔気・嘔吐など
- ◆ 首振り，あるいは腫瘍，髭剃り，襟の締め付けなどによる頸動脈洞圧迫にともなう失神
- ◆ 心疾患をともなわない失神

起立性低血圧による失神
- ◆ 立位中または立位後の失神
- ◆ 長時間の立位中の失神
- ◆ 労作後の立位中の失神
- ◆ 食後の低血圧にともなう失神
- ◆ 降圧薬や利尿薬の開始あるいは変更後の失神
- ◆ 自律神経障害またはパーキンソニズムにともなう失神

心原性失神
- ◆ 労作中あるいは仰臥位時の失神
- ◆ 直前に突然発症した動悸をともなう失神
- ◆ 若年での原因不明突然死の家族歴
- ◆ 器質的心疾患あるいは冠動脈疾患を有する
- ◆ 以下のいずれかの心電図所見をともなう
  - • 二束ブロック（左脚または右脚ブロック＋左脚前枝または左脚後枝ブロック）
  - • その他の心室内伝導異常（QRS 幅 ≧ 0.12 秒）
  - • モビッツ I 型（ウェンケバッハ型）2 度房室ブロック，著明な PR 間隔延長をともなう 1 度房室ブロック
  - • 症状のない軽度の不適切な洞徐脈（心拍数 40〜50 回／分）または徐脈性心房細動（陰性変時作用薬内服によるものを除く）
  - • NSVT
  - • 早期興奮症候群
  - • QT 延長または短縮
  - • 早期再分極
  - • ブルガダ型心電図（タイプ 1）
  - • 不整脈原性右室心筋症を示唆する右前胸部誘導の陰性 T 波，イプシロン波
  - • 肥大型心筋症を示唆する左室肥大

（Brignole M, et al. 2018[21] より）

（不整脈非薬物治療ガイドライン（2018年改訂版）表17）

表 45　S-ICD の適応の推奨とエビデンスレベル

	推奨クラス	エビデンスレベル	Minds 推奨グレード	Minds エビデンス分類
経静脈 ICD の植込み適応を満たし，静脈アクセスが困難，もしくは感染の高リスクであり，徐脈に対するペーシング，VT に対する抗頻拍ペーシングや CRT の必要のない場合	I	B	B	IVa
経静脈 ICD の植込み適応を満たし，徐脈に対するペーシング，VT に対する抗頻拍ペーシングや CRT の必要がない場合	IIa	B	B	IVa
経静脈 ICD の植込み適応を満たし，静脈アクセスが困難，若年者，もしくは感染の高リスクである場合	IIb	C	C1	V

（不整脈非薬物治療ガイドライン（2018年改訂版）表32）

まとめ

　　本例は危険因子を複数持つ肥大型心筋症による心原性もしくは原因不明の失神の症例であった．初診時，心原性失神も疑われるような病歴であり，肥大型心筋症の家族歴も認めていることから専門医への紹介が望ましい．HCM Risk-SCD scoreからも高リスクに分類されたことと併せてICDの植込みを行った．若年であり，経静脈リード挿入には長期的にみてリード損傷や弁膜症，感染などの合併症も懸念されることからS-ICDを選択した．1年後に安静時の心室細動を認めたが，S-ICDの適切作動により突然死を予防することができた．

　　なお植込み1年後，発作もなく落ち着いており，運動も控えていたことから本人の怠薬があった．この際に安静時の心室細動を認め，適切作動し1度の電気ショックで洞調律に復帰を認めた．ホームモニタリングで検出したため，内服指導を行った．

洞不全症候群III型が疑われる失神 80歳女性

 症例

　80歳女性．一過性意識消失を主訴に来院した．10年前から発作性心房細動に対して抗凝固療法を受けている．心臓超音波検査で器質的異常は指摘されていない．半年前に一過性の意識消失の既往があるが，24時間ホルター心電図では心房細動の停止時に2秒間の洞停止を認めるのみで，経過観察中である．

　本日家事の最中に動悸が出現，よくある症状のためそのまま家事を続けていると突然失神し，家族の呼びかけによって1分程度で意識が改善した．痙攣は認めなかった．来院後の12誘導心電図は洞調律で正常範囲内，採血でも特記すべき異常は認めなかった．

 治療・管理の考え方

　病歴からてんかんなど非心原性の可能性を考慮する（図36）．本例は高齢者の失神で，過去に心房細動の停止時に2秒間の洞停止を認めており，病歴からは洞不全症候群III型が疑われる．失神の可能性が高い場合は，リスクの層別化を行う．本例では失神時の動悸/労作時の失神が高リスク基準に該当するため（表46），早期評価治療のため専門施設での精査が推奨される．高リスク所見がなく，失神が初発/頻度がまれな場合は経過観察でよいとされる．本例は高リスクに該当するため，循環器専門施設への紹介が勧められる．

　高リスク例（図36）については種々の検査が選択されるが（表47），あらゆる検査を施行しても原因が不明であった失神患者の約2/3について，植込み型モニター（ICM）により診断が可能であることが報告されている[23]．本症例では失神の頻度も少ないため，植込み型ループレコーダ（ILR）のよい適応である（表48，図37，38）．ILRは3〜4年間の電池寿命の間の心電図波形を記録することができ，必要な検査数を減らすことができるため，検査の初期段階での使用が勧められている．

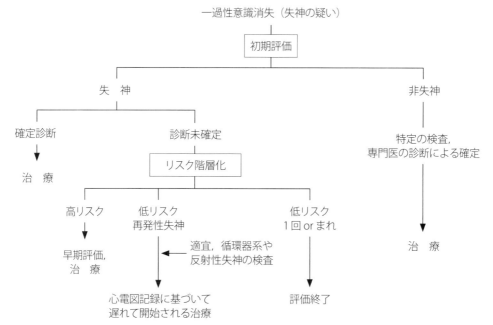

（失神の診断・治療ガイドライン（2012年改訂版）図1)

図 36　診断のフローチャート

表 46　失神患者の高リスク基準

1.　重度の器質的心疾患あるいは冠動脈疾患：心不全，左室駆出分画低下，心筋梗塞歴
2.　臨床上あるいは心電図の特徴から不整脈性失神が示唆されるもの 　①労作中あるいは仰臥時の失神 　②失神時の動悸 　③心臓突然死の家族歴 　④非持続性心室頻拍 　⑤二束ブロック（左脚ブロック，右脚ブロック＋左脚前枝 or 左脚後枝ブロック），QRS ≧ 120ms の 　　その他の心室内伝導異常 　⑥陰性変時性作用薬や身体トレーニングのない不適切な洞徐脈（＜ 50/ 分），洞房ブロック 　⑦早期興奮症候群 　⑧QT 延長 or 短縮 　⑨Brugada パターン 　⑩不整脈原性右室心筋症を示唆する右前胸部誘導の陰性 T 波，イプシロン波，心室遅延電位
3.　その他：重度の貧血，電解質異常等

（失神の診断・治療ガイドライン（2012年改訂版）表8)

表47　診断へのアプローチ

1. 基本的検査 　1）病歴 　2）身体所見 　3）起立時の血圧測定 　4）心電図 　5）胸部 X 線写真 2. 特定の疾患が疑われた場合 　1）反射性（神経調節性）失神および類縁疾患 　　①チルト試験 　　②頸動脈洞マッサージ 　　③長時間心電図（ホルター心電図，体外式イベントレコーダー，植込み型ループレコーダー） 　2）心疾患 　　①心エコー図 　　②長時間心電図（反射性失神に準じる） 　　③運動負荷試験 　　④電気生理検査 　　⑤心臓カテーテル検査，冠動脈造影 　3）大血管疾患（肺血管を含む） 　　① MRI 　　②造影 CT 　　③肺血流スキャン 　　④血管造影 　4）神経系疾患 　　①神経内科，脳外科へのコンサルテーション 　　②頭部画像検査：CT，MRI 等 3. 失神以外の意識障害が疑われた場合 　1）血液検査：血糖値，動脈血ガス分析，薬物血中濃度等 　2）頭部 CT，MRI，MRA 等 　3）頸動脈エコー 　4）脳波 　5）精神・心理的アプローチ 　6）その他，病態に応じた検査

（失神の診断・治療ガイドライン（2012年改訂版）表7）

表48　植込み型ループレコーダの適応

クラス I 1. ハイリスク所見はないが，心原性以外の原因が否定的で，デバイスの電池寿命内に再発が予想される原因不明の再発性失神患者の初期段階での評価 2. ハイリスク所見を有するが包括的な評価でも失神原因を特定できず，あるいは特定の治療法を決定できなかった場合 クラス IIa 1. 頻回に再発あるいは外傷を伴う失神歴がある反射性（神経調節性）失神の疑いを含む患者で，徐脈に対するペースメーカ治療が考慮される場合

（失神の診断・治療ガイドライン（2012年改訂版）p.8 〜 9）

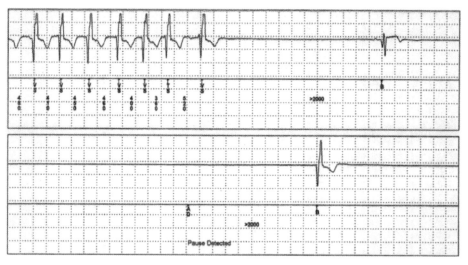

図37 心房細動停止時の約6秒の洞停止が記録された心電図

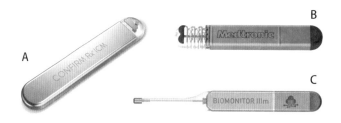

図38 使用可能な植込み型心電計
A：アボットジャパン (同)提供
B：日本メドトロニック (株)提供
C：バイオトロニックジャパン (株)提供

まとめ

　本例は高リスクの失神症例に当てはまり，その時点で専門機関での精査が望ましい．高リスク症例で，包括的検査でも失神の原因が特定できない場合は，植込み型ループレコーダのよい適応である．

　本例は，ILR植込みの後に自宅退院となった．半年後に失神の再発を認め，ILRに失神の時間帯に一致した心房細動停止時の約6秒の洞停止が記録され，洞不全症候群III型による失神と確定診断した．洞不全症候群III型は推奨クラスIでペースメーカ植込み術の適応である．後日ペースメーカ植込み術を施行し，失神の再発なく経過している．

Case 27 徐脈性心房細動，リードレスペースメーカ　85歳女性

症例

　85歳女性．労作時の息切れ，下腿浮腫を主訴に来院した．過去2回心不全入院歴があるが，ここ3年間は心不全増悪もなく安定．かかりつけ医より慢性心不全（HFrEF），慢性心房細動，認知症に対してβ遮断薬，ACE阻害薬，利尿薬，ワルファリン，ドネペジルが投与されている．

　1週間ほど前から徐々に下腿浮腫，労作時の息切れが出現，朝の血圧測定時の脈拍数が普段80拍/分前後であったのが36拍/分まで低下したこともあり，家族とともに受診した．身長148cm，体重45kg，血圧92/54mmHg，脈拍36拍/分．12誘導心電図で心拍数36拍/分の徐脈性心房細動を認めた（図39）．

治療・管理の考え方

　もともと心房細動が指摘されていたが，徐脈性心房細動に移行し心不全症状が出現している．徐脈性心房細動で症状がある場合はペースメーカ植込みが推奨クラスIとされている（表49，50）．したがって本例は恒久型ペースメーカの植込みが必要であり，専門医に紹介することが望ましい．

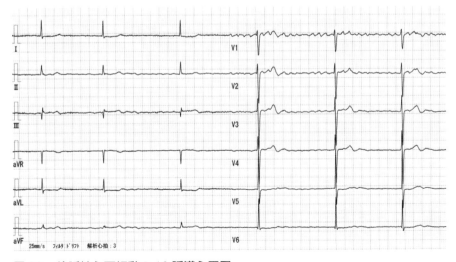

図39　徐脈性心房細動の12誘導心電図

本例は慢性心房細動で心房ペーシングは不要であり，心室ペーシングのみの機能があればよい．現在心室ペーシングのみを行う心室シングルチャンバーペースメーカとしては，①経静脈リードを使用する経静脈ペースメーカと，②静脈リードを必要としないリードレスペースメーカがある．経静脈ペースメーカは皮下にポケットを作成して本体を留置し，リードを心室内に固定する．経静脈ペースメーカの合併症の多くはリード，あるいは皮下ポケットに関連し，その発症率はそれぞれ5年で8％，11％とされている[24]．

リードレスペースメーカは大腿静脈からアプローチし右室内に留置する．皮下ポケットを作る必要がなく，感染などの皮下ポケット関連の合併症は生じなくなる．またリードがないので断線，静脈閉塞，三尖弁閉鎖不全症なども生じない．電池寿命は12年程度とされ，レートレスポンス機能，MRI，遠隔モニタリングにも対応している．理論的には心内に3台まで植込み可能とされている[25]．市販後調査ではデバイス留置成功率が99.6％，合併症は鼠径部アクセス関連が0.7％，心嚢液貯留が0.37％であり，安全に施行できている[26]．

表49　徐脈性心房細動に対するペースメーカ適応の推奨とエビデンスレベル

	推奨クラス	エビデンスレベル	Minds推奨グレード	Mindsエビデンス分類
失神，痙攣，眼前暗黒感，めまい，息切れ，易疲労感などの症状あるいは心不全の発症があり，それが徐脈ないし心室停止によるものであることが確認された場合．それが長期間の必要不可欠な薬剤投与による場合を含む	I	C	A	V
上記の症状があり，徐脈や心室停止を認めるが，両者の関連が明確でない場合	IIa	C	B	V

（不整脈非薬物治療ガイドライン（2018年改訂版）表10）

表50　VVIリードレスペースメーカ植込みの推奨とエビデンスレベル

	推奨クラス	エビデンスレベル	Minds推奨グレード	Mindsエビデンス分類
静脈アクセス温存の必要性，静脈閉塞，狭窄などがある有症候性徐脈性心房細動の患者には，VVIリードレスペースメーカ植込みを行う	I	B	B	III
静脈アクセス温存の必要性，静脈閉塞，狭窄などがあり，経静脈ペースメーカの植込みが躊躇される場合，心房細動ではない徐脈性患者には，VVIリードレスペースメーカ植込みを考慮する	IIa	B	C1	III
植込み型心臓電気デバイス（CIED）感染抜去後の患者には十分な抗菌薬による治療後，VVIリードレスペースメーカ植込みを考慮してもよい	IIb	C	C1	IVa

（2021年JCS/JHRSガイドラインフォーカスアップデート版不整脈非薬物治療 表5）

本例のような高齢者では，電池交換やリードレスペースメーカを複数個留置する可能性は低いため，リードレスペースメーカのよい適応である．一方，リードレスペースメーカの合併症として心囊液貯留，心タンポナーデ発生のリスクがあり，高齢者（＞ 75 歳），体格（BMI ＜ 25），女性，慢性肺疾患，非心房細動例などがあげられる．高齢者はこれら複数のリスク因子を持つことが多く，リードレスペースメーカの選択には注意が必要である．

まとめ

　本例は徐脈性心房細動のペースメーカ適応症例である．洞調律に復帰し心房ペーシングが必要になる可能性が期待できない場合は，心室シングルチャンバーペースメーカを留置する．電池寿命が十分であると考えられる高齢者はリードレスペースメーカのよい適応である．
　一方で高齢者は心囊液貯留，心タンポナーデ発生のリスク因子（BMI ＜ 25，女性，慢性肺疾患，非心房細動例など）を複数持つことが多いため，植込みには慎重な適応の判断が必要である．

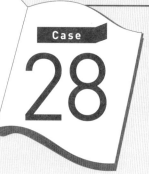

 症例

　80歳女性．71歳時に心原性脳梗塞を発症した際に心房細動がみつかり，以後ワルファリン投与を受けている．内服コンプライアンスは良好でプロトロンビン時間国際標準比（PT-INR）2.0前後でコントロール良好であった．最近，歩行時によく転倒するようになって外傷を繰り返し，一度は頭部を打撲し慢性硬膜下血種で入院歴がある．抗凝固薬継続の有無について家族とともに来院した．

　既往歴：心房細動，脳梗塞，高血圧，硬膜下血種．身長148cm，体重40kg，血圧116/70mmHg，脈拍72拍/分，不整．採血では貧血は軽度（ヘモグロビン11.8g/dL）で肝腎機能に異常を認めない．脳性（B型）ナトリウム利尿ペプチド135pg/mL．$CHADS_2$スコアは3点，HAS-BLEDスコアは4点である．

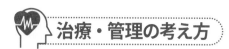 治療・管理の考え方

　長期的な抗血栓療法が推奨されるが，出血リスクが高く，ワルファリンの継続が困難と考えられる症例である．直接経口抗凝固薬への変更や左心耳閉鎖デバイスによる治療が選択肢として考えられるが，転倒による外傷を繰り返していることから，抗凝固療法の代替療法として左心耳閉鎖デバイスを考慮すべき症例と考えられ，植込みを行った．

まとめ

　左心耳閉鎖デバイスは欧州で 2005 年から使用が可能となった．現在欧米ではさまざまなデバイスが使用されているが，わが国では 2019 年 9 月からWATCHMAN™デバイスの使用が可能になった（図40）．欧米で行われた 2 つの前向き試験（PROTECT-AF試験[27]およびPREVAIL試験[28]）の統合解析の結果，WATCHMANデバイス群と長期ワルファリン内服群で有効性・安全性に有意差は認められず，ワルファリン治療と同等の効果があることが証明され，その後もエビデンスが発表されたことを受け[29]，世界的に使用が広がっている．日本人での治験（SALUTE試験[30]）も行われ，日本人における安全性も証明された．

　左心耳閉鎖システムに関する適正使用指針（表51）で示された患者選択は，長期的な抗血栓療法が推奨され，かつ出血リスクが高い症例（HAS-BLEDスコア＞3，BARC出血基準タイプ 3 の既往，2 剤の抗血小板薬の内服が 1 年以上必要，転倒にともなう外傷に対して複数回の治療を必要とした既往，びまん性脳アミロイド血管症の既往）に対する治療として位置づけられている．本例のようにCHADS$_2$スコア，HAS-BLEDスコアの両者が高い症例はよい適応であるため（表52），専門施設へ適応について相談すべきと考えられる．

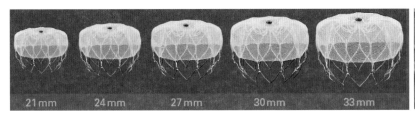
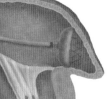

図40　WATCHMAN™　　　　　　　　　　　　　　　（ボストン・サイエンティフィックジャパン（株）提供）

表51　左心耳閉鎖システムの適応基準（左心耳閉鎖システムに関する適正使用指針）

---

(1) 選択基準

本品の選択基準については，添付文書の使用目的に従って使用すること．

本治療は CHADS$_2$ スコアまたは CHA$_2$DS$_2$-VASc スコアに基づく脳卒中および全身性塞栓症のリスクが高く，長期的に抗凝固療法が推奨される非弁膜症性心房細動患者にのみ考慮されるべきであり，これらの患者のうち以下の要因の1つまたは複数に適合する患者に対して，長期的抗凝固療法の代替として検討される治療である．

以下のうちの1つ以上を含む，出血の危険性が高い患者．
- HAS-BLED スコアが3以上の患者
- 転倒にともなう外傷に対して治療を必要とした既往が複数回ある患者
- びまん性脳アミロイド血管症の既往のある患者
- 抗血小板薬の2剤以上の併用が長期（1年以上）にわたって必要な患者
- 出血学術研究協議会（BARC）のタイプ3に該当する大出血の既往を有する患者

なお，機械的人工弁の植込み患者，凝固能亢進状態の患者，または再発性 DVT 患者など，非弁膜症性心房細動以外の理由で経口抗凝固薬の長期使用が必要な患者は，本治療の適応ではないことに留意すること．

(2) 除外基準

1. 心臓内（特に心房内）血栓が認められる患者．
2. 心房中隔欠損又は卵円孔開存に対する修復治療（外科手術，デバイス留置等），あるいは心房中隔の縫合閉鎖の既往がある患者．
3. 左心耳の解剖学的構造が閉鎖デバイスに適応しない患者．
4. 左心耳閉鎖術が禁忌である患者（経食道心エコー（TEE）プローブや施術に必要なカテーテルの挿入が困難等）．
5. 抗凝固療法，アスピリン又はチエノピリジン系薬剤の使用が禁忌である患者．

（左心耳閉鎖システムに関する適正使用指針 p.1）

表52　非弁膜症性心房細動に対する左心耳閉鎖術の推奨とエビデンスレベル

	推奨クラス	エビデンスレベル	Minds推奨グレード	Mindsエビデンス分類
非弁膜症性心房細動に対する血栓塞栓症の予防が必要とされ，かつ長期的な抗凝固療法の代替が考慮される症例に左心耳閉鎖術を考慮してもよい	IIb	B	B	II

（2021年JCS/JHRSガイドランフォーカスアップデート版不整脈非薬物治療 表14）

日本循環器学会／日本不整脈心電学会合同ガイドライン
不整脈治療関連ガイドラインについて

日本循環器学会のウェブサイトでPDFを無料公開しています。

| 2020年改訂版不整脈薬物治療ガイドライン

https://www.j-circ.or.jp/cms/wp-content/uploads/2020/01/JCS2020_Ono.pdf

| 不整脈非薬物治療ガイドライン（2018年改訂版）

https://www.j-circ.or.jp/cms/wp-content/uploads/2018/07/JCS2018_kurita_nogami.pdf

| 2021年JCS/JHRSガイドラインフォーカスアップデート版不整脈非薬物治療

https://www.j-circ.or.jp/cms/wp-content/uploads/2021/03/JCS2021_Kurita_Nogami.pdf

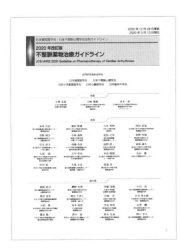 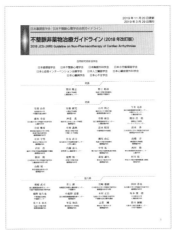 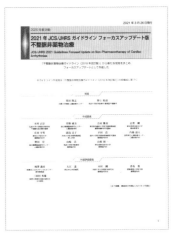

既刊

ポケット版2020年改訂版不整脈薬物治療ガイドライン
ISBN：978-4-89775-431-4 C3047
定価：1,320円（本体価格1,200円＋税）

刊行予定

ポケット版不整脈非薬物治療ガイドライン（2018年改訂版/2021年フォーカスアップデート版）
ISBN：978-4-89775-432-1 C3047
定価：1,320円（本体価格1,200円＋税）

文献

1. 日本蘇生協議会. JRC 蘇生ガイドライン 2015. https://www.japanresuscitationcouncil.org/jrc 蘇生ガイドライン 2015/

2. Yasuda S, Kaikita K, Akao M, et al. AFIRE Investigators. Antithrombotic therapy for atrial fibrillation with stable coronary disease. N Engl J Med 2019; 381: 1103-1113. PMID: 31475793

3. Matsumura-Nakano Y, Shizuta S, Komasa A, et al. OAC-ALONE Study Investigators. Open-label randomized trial comparing oral anticoagulation with and without single antiplatelet therapy in patients with atrial fibrillation and stable coronary artery disease beyond 1 year after coronary stent implantation. Circulation 2019; 139: 604-616. PMID: 30586700

4. Cecchi F, Olivotto I, Betocchi S, et al. The Italian Registry for hypertrophic cardiomyopathy: a nationwide survey. Am Heart J 2005; 150: 947-954. PMID: 16290970

5. Maron BJ, Olivotto I, Spirito P, et al. Epidemiology of hypertrophic cardiomyopathy-related death: revisited in a large non-referral-based patient population. Circulation 2000; 102: 858-864. PMID: 10952953

6. Elliott PM, Gimeno JR, Thaman R, et al. Historical trends in reported survival rates in patients with hypertrophic cardiomyopathy. Heart 2006; 92: 785-791. PMID: 16216855

7. Miyasaka Y, Tsuji H, Yamada K, et al. Prevalence and mortality of the Brugada-type electrocardiogram in one city in Japan. J Am Coll Cardiol 2001; 38: 771-774. PMID: 11527631

8. Matsuo K, Akahoshi M, Nakashima E, et al. The prevalence, incidence and prognostic value of the Brugada-type electrocardiogram: a population-based study of four decades. J Am Coll Cardiol 2001; 38: 765-770. PMID: 11527630

9. Atarashi H, Ogawa S, Harumi K, et al. Idiopathic Ventricular Fibrillation Investigators. Three-year follow-up of patients with right bundle branch block and ST segment elevation in the right precordial leads: Japanese Registry of Brugada Syndrome. J Am Coll Cardiol 2001; 37: 1916-1920. PMID: 11401132

10. Furuhashi M, Uno K, Tsuchihashi K, et al. Prevalence of asymptomatic ST segment elevation in right precordial leads with right bundle branch block (Brugada-type ST shift) among the general Japanese population. Heart 2001; 86: 161-166. PMID: 11454832

11. Sakabe M, Fujiki A, Tani M, et al. Proportion and prognosis of healthy people with coved or saddle-back type ST segment elevation in the right precordial leads during 10 years follow-up. Eur Heart J 2003; 24: 1488-1493. PMID: 12919772

12. Pappone C, Radinovic A, Manguso F, et al. Atrial fibrillation progression and management: a 5-year prospective follow-up study. Heart Rhythm 2008; 5: 1501-1507. PMID: 18842464

13. Mamas MA, Caldwell JC, Chacko S, et al. A meta-analysis of the prognostic significance of atrial fibrillation in chronic heart failure. Eur J Heart Fail 2009; 11: 676-683. PMID: 19553398

14. Roy D, Talajic M, Nattel S, et al. Atrial Fibrillation and Congestive Heart Failure Investigators. Rhythm control versus rate control for atrial fibrillation and heart failure. N Engl J Med 2008; 358: 2667-2677. PMID: 18565859

15. Di Biase L, Mohanty P, Mohanty S, et al. Ablation versus amiodarone for treatment of persistent atrial fibrillation in patients with congestive heart failure and an implanted device: results from the AATAC multicenter randomized trial. Circulation 2016; 133: 1637-1644. PMID: 27029350

16. Marrouche NF, Brachmann J, Andresen D, et al. CASTLE-AF Investigators. Catheter ablation for atrial fibrillation with heart failure. N Engl J Med 2018; 378: 417-427. PMID: 29385358

17. Obeyesekere MN, Leong-Sit P, Massel D, et al. Risk of arrhythmia and sudden death in patients with asymptomatic preexcitation: a meta-analysis. Circulation 2012; 125: 2308-2315. PMID: 22532593

18. Pappone C, Vicedomini G, Manguso F, et al. Wolff-Parkinson-White syndrome in the era of catheter ablation: insights from a registry study of 2169 patients. Circulation 2014; 130: 811-819.

PMID:25052405

19. Vereckei A. Current algorithms for the diagnosis of wide QRS complex tachycardias. Curr Cardiol Rev 2014; 10: 262–276. PMID: 24827795

20. 厚生労働省．脳卒中、心臓病その他の循環器病に係る診療提供体制の在り方に関する検討会．脳卒中、心臓病その他の循環器病に係る診療提供体制の在り方について（平成29年7月）．http://www.mhlw.go.jp/file/05-Shingikai-10901000-Kenkoukyoku-Soumuka/0000173149.pdf

21. Brignole M, Moya A, de Lange FJ, et al. ESC Scientific Document Group . 2018 ESC Guidelines for the diagnosis and management of syncope. Eur Heart J 2018; 39: 1883–1948. PMID:29562304

22. Nakagawa S, Okada A, Nishimura K, et al. Validation of the 2014 European Society of Cardiology sudden cardiac death risk prediction model among various phenotypes in Japanese patients with hypertrophic cardiomyopathy. Am J Cardiol 2018; 122: 1939–1946. PMID:30293654

23. Brignole M, Vardas P, Hoffman E, et al. Indications for the use of diagnostic implantable and external ECG loop recorders. Europace 2009; 11: 671–687. PMID: 19401342

24. Udo EO, Zuithoff NP, van Hemel NM, et al. Incidence and predictors of short- and long-term complications in pacemaker therapy: the FOLLOWPACE study. Heart Rhythm 2012; 9: 728–735. PMID:22182495

25. Omdahl P, Eggen MD, Bonner MD, et al. Right ventricular anatomy can accommodate multiple Micra transcatheter pacemakers. Pacing Clin Electrophysiol 2016; 39: 393–397. PMID:26710918

26. Roberts PR, Clementy N, Al Samadi F, et al. A leadless pacemaker in the real-world setting: The Micra Transcatheter Pacing System Post-Approval Registry. Heart Rhythm 2017; 14: 1375–1379. PMID:28502871

27. Reddy VY, Sievert H, Halperin J, et al. PROTECT AF Steering Committee and Investigators. Percutaneous left atrial appendage closure vs warfarin for atrial fibrillation: a randomized clinical trial. JAMA 2014; 312: 1988–98. PMID:25399274

28. Holmes DR, Kar S, Price MJ, et al. Prospective randomized evaluation of the Watchman left atrial appendage closure device in patients with atrial fibrillation versus long-term warfarin therapy: the PREVAIL trial. J Am Coll Cardiol 2014; 64: 1–12. PMID:24998121

29. Reddy VR, Doshi SK, Kar S, PREVAIL and PROTECT AF Investigators. 5-Year outcomes after left atrial appendage closure: from the PREVAIL and PROTECT AF Trials. J Am Coll Cardiol. 2017; 70（24）:2964–2975. PMID: 29103847

30. Aonuma K, Yamasaki H, Nakamura M, et al. Percutaneous WATCHMAN left atrial appendage closure for Japanese patients with nonvalvular atrial fibrillation at increased risk of thromboembolism–first results from the SALUTE trial. Circ J 2018; 82: 2946–2953. PMID:30305484

不整脈診療ガイド この症例をどうする？

2021年4月3日　第1版第1刷発行

編　集　一般社団法人日本循環器学会
　　　　一般社団法人日本不整脈心電学会

発　行　ライフサイエンス出版株式会社

　　　　〒105-0014　東京都港区芝 3-5-2
　　　　TEL 03-6275-1522　FAX 03-6275-1527
　　　　http://www.lifescience.co.jp/

印　刷　大村印刷株式会社